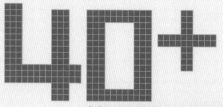

40+

的健康讀本

保持最佳狀態從初老開始

許宏志 醫師 ◎著

嘉義長庚醫院復健科主治醫師
高齡友善健康照護機構計畫召集人

目錄

第一篇　我們如何變老？

第二篇　是老化還是疾病？

第三篇 40開始存老本

「活得好、病得輕、老得慢」的生活態度

黃美涓

　　臺灣的居民愈來愈長壽了。但是長壽不是成功老化的唯一指標，現在大家都更重視健康老化。為因應世界人口的高齡化，世界衛生組織（WHO）在2012年將世界衛生日之主題訂為「高齡與健康」（Ageing and Health），並提出「擁有健康，才能享壽」（Good health adds life to years）的口號。

　　隨著歲月流逝，人的身體器官及功能必然因損耗而日漸老化及衰退。但衰退的速度與使用是否得當有關，也與疾病關係匪淺。老化易招致疾病，疾病也會使人加速老化。要讓自己能避免「未老先衰」，達成「老當益壯」，就要主動及早作健康管理及健康促進，才能將讓身體維持在良好狀態，盡量減少不必要的傷害，就可以「活得好、病得輕、老得慢」，保有良好的生活品質。

　　嘉義長庚復健科前主任許宏志醫師的最新大作《40⁺的健康讀本》，就是教大家知道「我們如何變老？」，「是老化還是疾病？」及「40開始存老本」。健康是福，有了「福如東海」，「壽比南山」才有意思。故必須從中年起步，以現在的積極養生，去取代日後的被動養老，更可預防未老先衰。

　　本書以流暢的文筆，深入淺出，圖文並茂，娓娓道出健康管理的知識及健康促進的方法，希望達成人人都能健康快樂到老。不僅可供芸芸眾生學習之用，連醫療從業者亦是很好的參考書。

　　這是一本好書，請大家告訴大家。

（本文作者為臺灣復健醫學會理事長‧桃園長庚醫院院長）

達成「健康老化」的人生目標

蔡熒煌

　　人的老化是一條不可避免的路，但現代的人所追求的是：不論年齡，但希望是「老得慢」──健康的老化。這是一件不容易達到的目標，更困難的是很多人不知道如何達成。

　　許宏志醫師是嘉義長庚資深的復健科醫師，他不只在復健科專業表現傑出，在運動傷害復健領域也是國內著名專家，他在這些行醫過程中領悟，並整理出人類老化徵兆及其處理方法。能夠整理成書供大家參考達成「健康老化」目標，甚為可貴，也是市面上少見之好書，本人予以推薦。

（本文作者為臺灣胸腔暨重症加護醫學會理事長・嘉義長庚醫院院長）

瞭解是健康的第一堂課

洪士奇

　　許宏志醫師邀請我為他的新書推薦為序，想來是除了去醫病關係外（我是許醫師的病人），我總是叨叨絮絮的在他耳邊與他談起老人照護的問題，給了他深刻的印象。翻閱初稿，原以為是專業或類專業的醫學書籍，才發覺許醫師筆力萬鈞，把複雜的疾病去繁為要，寫得簡單易懂，全書內容佐證科學引經據典，不徐不急條理分明，最終黃夜徹讀，並深感在我一生所接觸的師長、同僚、後輩中，繼續往前精進的許醫師定將具備其影響力與重要性。

　　書中從時下的「初老」話題，引導出「全人醫療」的觀點，將人體必然的老化現象，從身體到心理，從疾病到預防，解說得面面俱到、淺顯易懂，足讓任何人能智慧的學習看待疾病，並採用正確的方法來照顧自己，預防因老化所帶來的疾病困擾。

　　我近三十年的習醫與行醫生涯，長期待在醫療第一線急診單位，一直知道，協助週遭的人們解除因疾病帶給他們的痛苦，是一件極挑戰的工作，現在受邀擔任地方衛生局長，將預防醫學在基層施作、推廣，更深覺這是一件有意義的工作，還是整個醫療體系中不可忽視的環節。許醫師讓我佩服的是除了懸壺濟世外，更有心藉由文字的影響力，開創了另一條預防醫學的道路，讓我們瞭解並從中學會了健康的第一堂課。

　　至盼有緣展讀此書者，也樂於推薦給更多需要的人。

　　是為序。

（本文作者為新竹市衛生局長）

不惑之年後的自我健康提醒

張傑文

　　從當住院醫師時與許宏志醫師認識，到現在已經超過15年了。一直以來，許兄給朋友們的感覺，都是一位非常熱心的醫師，不僅醫術精湛，人文素養的深厚也是在與許兄談話時常有的感受。而許兄所關心的，並不僅是從復健科的角度來幫助病患，而是以人為本，從全人的角度來理解與幫助患者，相信許多許兄的病患都能有這樣的感受。

　　每個人進入了不惑之年後，多少都會開始感受到一些身體的變化，像是體力明顯比以前差，偶爾熬夜也沒有辦法像年輕時恢復的那麼快，或是一些說明書上的小字也看不太清楚等等，都反應出身體的各方面在逐漸走下坡。用現在的平均壽命來算，過了40，也還有將近40年的時間要過，如果能夠維持身心的健康，才會有良好的生活品質，許兄這本書在此時完成，除了幫助一般社會大眾之外，也同時在提醒自己與我們這些年齡差不多的好友該注意了。

　　現在社會上已經有許多保養與抗老的方法與商品，但往往所費不貲，卻也未必一定有效果。許兄所提供的，則是不需花錢，每個人都可以做，而且是確定有效的保健方式。我們唯一需要付出的，就是要願意花一些時間持續按照書上的方式來保養身體。只要有心，不需花大錢，每個人都可以健健康康過後半輩子。

（本文作者為永和耕莘醫院心理衛生科主任）

［ 自序 ］

見習長者的老化過程，
照顧未來年長的自己

許宏志

「不可忘記用愛心接待客旅；因為曾有接待客旅的，不知不覺就接待了天使。」（《聖經》希伯來書13章2節）

看診時常想起這段話，年長患者對我而言，就如同到訪的客旅與天使。在生老病死人生四大議題上，我們經常花費很多時間精力在「生」與「病」的知識和醫療，但卻很少人注意其實「老」更需要好好準備才能從容面對。唯有準備足夠正確知識與態度，才不會在老化這個必經之路上，走冤枉路花冤枉錢還多受罪。

2003年離開北部到台灣老年人口比例最高的嘉義服務，在處理高齡長者各類健康問題時，發現自己學到的比付出得更多。長者一個眼神、動作，甚至簡短幾句話經常透露很多訊息，而未必會被照護人員注意到。而許多細微模糊迴異於教科書的症狀與反應，更是醫師診治疾病的寶貴挑戰。如同許多台語意思不是照中文字面翻譯念出即可，老年患者的病史詢問、治療、溝通與告知更另有一套邏輯。因此在2004年奉當時王正儀院長之命開設老年醫學門診後，我就試圖發展一套「會話式溝通法」，以身旁無醫療背景親友能理解的問診與解釋病情方式來看診，效果意外的好，也在數年後獲選《商業周刊》百大良醫推薦。

由於每次門診與患者互動總是來去匆匆，許多重要醫療概念無法

好好詳談，一直希望能有本實用的書籍提供病患做為自我保養的參考。然而遍尋出版界，就我所看到有關老年照護的書籍，不是文字太硬、太難、太艱澀，就是內容太假、太多、太空泛。因此嘗試將所學的老年醫學專業知識以「實用且聽得懂」方式，用口語化文字，配上簡明的圖表作精要但完整的介紹。本書的創作，是心中醞釀已久「高齡人生三部曲」中的第一部，先介紹我們如何老化，老化失能與疾病的關係，和如何提早投資自己健康為老化做準備。即將出版的第二部將會提到不同疾病的實際照護方法與重大議題的面對，第三部則延續先前著作《酸痛復健全書》的概念，將疼痛疾病做更深入的探討。

本書能夠順利出版，承蒙恩師黃美涓院長從住院醫師時期即以身教言教啟蒙我老年醫學，長官蔡熒煌院長給我寬廣空間發揮，並授權推動長庚醫療體系第一間「高齡友善健康照護機構」且順利通過國健署評鑑，周適偉主任、賴政秀教授兩位師長多年來在醫療與人生的多方指導鼓勵，救難名醫洪士奇學長熱情無私傳授他推動老人照護的寶貴經驗心得，名作家鄧惠文醫師同學知性細膩的人文思考啟發，及好兄弟張傑文醫師每次即時迅速的醫療諮詢支援與義氣相助。

更感謝敝院參與寫作審訂的所有好兄弟同事，還有從我行醫以來，在各階段不同地點，以自身病痛親自教導我的諸位高齡病患。唯有好好照顧現在的長者並充分了解老化，我們才會更有機會照顧好未來年長的自己。在此以辛棄疾的〈西江月〉與各位分享：

萬事雲煙忽過，百年蒲柳先衰。而今何事最相宜？宜醉宜遊宜睡。
早趁催科了納，更量出入收支。酒翁依舊管些兒，管竹管山管水。

許宏志，台灣台中人，台北醫學大學醫學系畢業，美國西雅圖華盛頓醫學中心臨床研究員，中國南京中醫藥大學碩士，美國西北大學芝加哥復健中心電學診斷研究員，長庚大學臨床醫學研究所博士候選人，為復健醫學、老年醫學、醫用超音波專科醫師，師承肌痛症國際大師洪章仁教授。

1999年於林口長庚醫院任主治醫師時遭逢921震災，為第一位馳赴台中東勢災區救難的復健專科醫師。之後深感疼痛相關疾病治療與老年醫學長期照護之重要性，放棄北部高薪工作前往嘉義朴子服務中南部年長鄉親，建立起雲嘉南地區最大復健醫療團隊。同時期也積極投入發展遲緩兒童早期療育，2003年起承衛生署委任成立嘉義縣兒童發展中心，並支援金門離島早療業務。歷任東亞運、亞運等多項國際賽事中華隊隊醫，左營國訓中心運動傷害門診醫師，體委會運動科學委員，北市運動選手健康管理中心醫師，診治多種項目運動員與國家代表隊選手之運動傷害，並積極推動運動傷害防治教育。2009年獲《商業周刊》百大良醫推薦。2013年擔任嘉義長庚醫院高齡友善計畫召集人，帶領團隊共同努力，榮獲國民健康署「高齡友善健康照護機構」認證。

現任嘉義長庚醫院復健科助理教授級醫師，長庚醫療體系運動醫學委員會嘉義召集人、北市運動選手健康管理中心顧問醫師、嘉義縣兒童發展中心主任、長庚科技大學護理系講師、台灣復健醫學會監事、台灣運動醫學學會理事、嘉義縣醫師公會監事、台灣綠色養生學會理事。著作與譯作有《酸痛復健全書》《脊椎徒手治療學》《運動傷害復健》及專業中英文著作超過150篇。

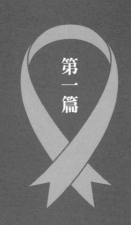

第一篇

我們如何變老？

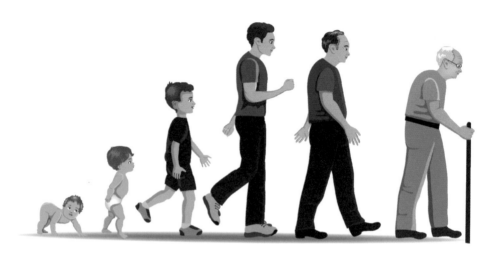

1 人生各階段的身體老化徵兆

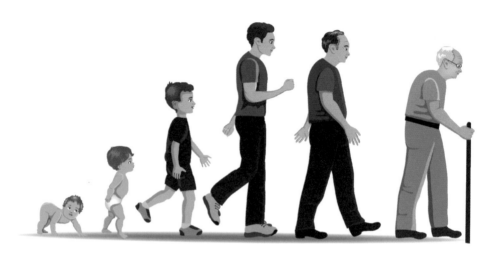

圖1.1　老化是人生自然的發展歷程

　　就如同自然節律一樣，老化是人生不可避免的歷程。我們的身體在逐漸成熟、發揮各種功能的同時，也在不知不覺間邁向老化的過程。雖然這個過程是日積月累逐漸發生的，但我們還是會在某個階段明顯察覺到青春的流逝，像是整體外觀與感覺器官的老化，「視茫茫，髮蒼蒼，齒牙動搖」，人們常常從白髮與外貌的改變發現自己不再年輕了，接著就是視覺、聽覺等感官，乃至於其他器官與機能的衰退。

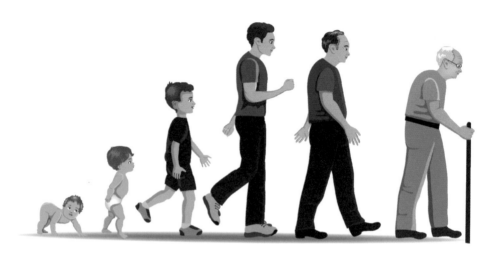

25歲

皮膚

當年紀過了25歲之後,皮膚的彈性就會明顯降低,皮下脂肪支撐力也變差,變得鬆弛。老化的皮膚較薄,受傷後也不易癒合。另外,老化也會影響皮膚的觸覺、痛覺及溫覺等感覺功能,對冷熱變化會較遲鈍,甚至容易發生燙傷等危險。

30歲

頭髮

黑色素的細胞是由身體合成的,但在30歲後色素細胞較不活躍,使得毛髮開始逐漸變白。且隨著年齡增長,會使得頭髮的生長期變短,因此頭髮不容易長長,掉髮也增加。

肌肉組織

過了30歲這個階段,人體的肌肉密度就會開始降低、脂肪量增加,老年更是肌肉量快速減少的階段,50歲後加速肌肉消失率,銀髮族面對肌肉減少症與肌力下降的困境,會導致動作與步伐上顯得無力與遲緩。

肺臟

肺是人體老化最迅速的器官之一,尤其是在年過30之後,若習慣吸菸、長期暴露於空氣污染嚴重的環境,或罹患肺部疾病的

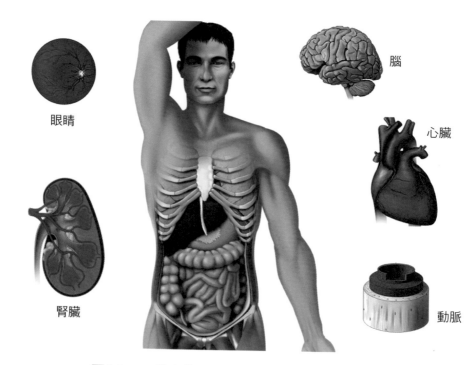

眼睛

腦

心臟

腎臟

動脈

圖1.2　40歲之後明顯感到功能衰退的器官

話，會老化得更快。另外，隨著年紀增長，咳嗽功能減退，氣管
黏膜細胞之纖毛活動減緩，清除異物效率降低等因素，使老年人
容易罹患肺炎及慢性支氣管炎。

⟍ **40歲** ⟋

視覺

視力逐漸變差，看近物或小字的聚焦能力變差，也就是所謂
的老花眼。此外還容易罹患白內障、網膜病變與青光眼等，影響

視覺功能。視力的衰退老化容易增加跌倒或其他意外的危險性，或造成生活上的不便。

口腔、牙齒

隨著老化，口腔黏膜會逐漸萎縮且變薄，唾液腺減少，常見牙齒與咀嚼功能不良的狀況，甚至影響正常進食，使長者容易營養不良，或是因吞嚥失調發生吸入性肺炎。

骨骼系統

老化導致鈣質流失，使骨質密度下降與骨質疏鬆症成為銀髮族最常見也最棘手的問題，會造成跌倒時容易發生骨折。

心臟

對沒有高血壓的人而言，心臟體積通常不會因老化而改變。在老年期血液循環方面，血管老化的結果使得動脈管壁的內膜層稍微變厚，使得銀髮族動脈硬化的盛行率極高。動脈硬化容易造成高血壓、冠狀動脈心臟病與腦中風。

⟍ 50歲 ⟋

腎臟

腎臟尿液濃縮功能降低，容易造成尿量增加、頻尿與夜尿。許多腎臟疾病都發生在老年，是因為高血壓與糖尿病等慢性疾病，慢性病長年控制不良，往往會導致腎功能受損。

腸道

老化後腸道蠕動等活動力或功能都減退，腸道組織間的淋巴組織變少，因此影響到腸道局部免疫或預防疾病之功能。除了大腸功能變差，藥物使用也常使老年人產生便祕的問題。另外，肛門的緊張度下降，也可能造成大便失禁。

男性：攝護腺（前列腺）、膀胱

男性在50~60歲時，在生殖系統方面，會由於睪固酮濃度降低而性慾降低，但不至於影響勃起與射精功能，仍有生殖能力。不過因尿道周圍的攝護腺增生，攝護腺會隨年齡而增大，加上膀胱容量變小，將逐漸影響排尿功能。

女性：卵巢

女性在50~55歲停經後，卵巢功能停止，雌激素與黃體激素皆會減少，而雄激素則相對增加。陰道黏膜層變得薄且乾，缺乏彈性，分泌物減少，容易造成感染與不適。

55歲以上

聽覺

過了55歲後，許多銀髮族多有神經性聽力障礙，典型的老年性重聽。此外，語音辨識力也會因年齡增長變得較差，聽得到聲音但弄不清楚內容。

味覺與嗅覺

60歲之後，味覺通常會變得遲鈍，很容易發生調味過重、飲食不當等問題。此外，老年人嗅神經元減少，嗅覺退化，較難辨識味道的不同，除了影響食慾，也較無法辨識食物是否腐敗，因此增加食物中毒的風險。

其他還有各種器官，也許不是在特定階段會感受到明顯的退化現象，但也隨著年齡的增長而逐漸產生功能上的障礙：

食道

食道肌肉呈肥厚變化，食道肌肉層內的節細胞數目減少。食道蠕動收縮的幅度減小，但收縮的時機、速率與持續時間仍正常，所以食物運送功能變化不大。

胃

胃的蠕動力與排空功能不隨年齡而改變，但當食物由食道進入胃部時，胃放鬆以容納食物的能力較差。隨著老化，胃壁保護機制減弱，老化後易罹患消化性潰瘍。

肝臟

受到老化的影響，肝的耐受力會大幅降低，加上代謝速率較慢，也會影響肝臟解毒效率。而抽菸、喝酒或不同藥物的交互作用，也會增加肝臟負擔或傷害。

關節退化

老化造成關節磨損或不平整，這些改變在骨骼快成熟時就已經在進行了。此外，肌肉衰弱所致的支持不足，也會影響到關節的穩定性。

神經系統

老化造成基礎代謝率降低、心肺及腎臟功能減退及神經系統功能衰退等。當神經細胞流失、神經細胞病變、神經傳導物質活性代謝改變，發生在特定的皮質或是皮質下神經組織時，就可能導致神經精神疾病的症狀，如失智、憂鬱、動作遲緩、日常生活執行能力受損等。

老化是一種持續的過程

由上述的各個年齡階段的身體變化，可以了解老化並不是某一天突然發生的，身體機能從年輕時就開始衰退，而且各系統間的老化會交互影響，累積成複雜的健康異常問題。特別是40歲之後，心臟系統等重要器官系統即開始退化，到了50、60多歲，老化現象更加明顯。如果想要延長30~40歲時期的壯年體能高峰，有必要先了解身體各個系統是如何運作維持各種功能，隨著年齡增長，身體又容易產生何種機能障礙，而透過什麼方法可以避免疾病發生或減緩耗損。在接下來的章節，我們將討論身體各部位的老化與失能現象。

2 老年症候群：
老化與疾病的交互影響

　　當汽車跑了一定的公里數後，理所當然各種零件會出現不同程度的耗損，甚至還會產生故障，這會造成機械系統運作不順。耗損或故障的零件可以用新的取代，運作不順的系統可以迅速復原，不過，當故障時常出現、零件總是換個不停時，車主就會想「這故障怎麼都修不好，乾脆換輛新車吧！」如果這種狀況發生在人體身上會如何呢？

╲ 跨疾病的老化效應 ╱

　　人體20~30歲時體能達到顛峰，但各種器官系統（零件）在這時也開始機能減退（耗損）。為了讓讀者容易理解，在此簡略舉例說明：分泌胰島素的胰臟故障了，所以出現糖尿病；合成代謝膽固醇的肝臟故障了，於是產生高血脂症。家中長者上了年紀後，總是常喊這裡痛那裡痛，手邊有治療各種症狀的藥物：高血壓、控制血糖、高血脂症、頭痛、眩暈、腰痛、背痛、失眠……，並且覺得身體尚有其他不適正準備要去醫院掛號，就像老車一樣狀況連連。當這種狀況發生時，就必須考慮到「老年症

候群（geriatric syndrome）」的可能性。

「老年症候群」是指老年族群常見的健康問題，例如聽力視力問題、衰弱、譫妄、憂鬱、營養不良、認知功能問題、失禁以及疼痛等。「老年症候群」最棘手的地方是，這些多重因素的健康狀況發生在同一個老年人身上，累積的效應造成多重器官系統的功能受損，導致個人較不容易應對所遭逢的生理及心理挑戰。

≫ 事半功倍的全人醫療 ≪

在醫療發達的今日，疾病被細分成許多科別，身體有任何不適，都可以在各科獲得適當的診斷與治療，然而，對於年長者的治療，因為「老年症候群」的因素，必須從整體考量。就以上面提到的汽車修理比喻來說，人體的胰臟或肝臟不像車輛的零件那樣，簡單就能找到新品來代換，再加上全身麻醉的大型手術往往對身體造成嚴重負荷，特別是年長者本身常有心肺功能下降的問題，容易出現其他併發症。若不「換新」零件改採「修復」的方法就是使用藥物，所以，當胰島素分泌失衡導致糖尿病時，服用控制血糖的藥物，但這類藥物可能對肝臟、胃腸與腎臟等有副作用；降低膽固醇的藥物，會引發肝臟或肌肉受損等副作用，此外，止痛解熱藥物會引發胃腸不適與影響腎功能。各種治療法各有優點，但副作用多少會對其他器官或系統造成影響。對於身體器官多數機能健全的年輕人而言，這些副作用並不會有太大問題，但年長者就不同了，因為多種症狀而用多種藥物，交互作用

與副作用非常容易發生。

　　此外，老年患者本身身體恢復及儲備能力降低，使得許多疾病初期表現為非典型症狀，病人的臨床表徵可能會被照護人員所忽略，因而錯過早期介入治療的機會；加上老年人時常同時罹患多重慢性疾病，除了疾病間彼此之交互作用，使用多重藥物引發副作用，更增加了治療的困難度。無論老年症候群背後可能的疾病因素為何，這些衍生出來的問題參雜醫療服務與生活照顧議題，正是銀髮族健康照護的最大問題。所以，面對老年人，更要從「全人醫療」的觀點來看待，以免使他們受到過度、失當的醫療。

　　老化除了帶來外觀上明顯的改變，感覺能力與體力也逐漸衰退，對環境的敏銳度及警覺心不比從前，因而容易產生危險。再加上體能耐力都無法與青壯時期相比，所以必須了解老化在生理、心理上帶來的各種改變，順應這些變化，調整老後的生活細節與步調。了解老化過程，不只是為了照顧家中長者，更是為自己的老年提早做準備，細心保養身體，才有辦法自在健康的步入人生新階段。

3 身體各部位的老化與失能現象

∖ 肌肉與骨骼關節系統 ∕

肌肉與骨骼、關節系統老化造成的失能，除了讓人喪失
日常活動能力，也可能導致大腦退化，影響層面極廣。

你是否注意過這些現象：家中長者或隔壁的阿嬤，上菜市場
常常一去就花上兩三小時的時間，仔細詢問，才發現她們走到市
場並且買菜可能只花了半小時，但返家的路上，因為雙腿無力，
只好走走停停，得費上好幾倍的時間。這種情形，就是很典型的
老化導致的肌耐力不足的情況。或者，發現身邊的長輩甚至是自
己越來越打不開保特瓶蓋，這都是肌力衰退造成的手部握力不足
的現象。

肌肉與骨骼關節如何連動

在介紹身體老化的篇章中，之所以優先介紹肌肉系統、骨骼
關節系統等人體的運動系統，不只是因為運動系統衰弱會造成身
體機能退化，它同時也會影響大腦，提高老年憂鬱症、阿茲海默
症等罹患風險，這與腦內神經細胞的養分「腦衍生神經滋長因

子」（Brain-derived neurotrophic factor, BDNF）有關，而肌肉經常收縮運動可以促進BDNF的分泌，這部分將在後面詳述，在此先說明肌肉系統、骨骼關節系統。

人體的肌肉可以分為平滑肌、心肌與骨骼肌三種。與肢體活動與維持身體姿態有關的為骨骼肌，具收縮力、伸展力與彈性。骨骼肌以兩端的肌腱附著在不同的骨骼上，藉由收縮來完成動作，每一條骨骼肌是由多條肌束組成，肌束裡肌纖維（肌肉細胞）依照細胞的性質及收縮的特性可區分為快肌與慢肌，快肌可以產生瞬間的爆發力，短跑選手衝刺時用到的是快肌，而慢肌可以持續的維持運動，一般步行用到的就是慢肌。

表3.1　認識肌肉

肌肉的種類 相關差異	慢肌（第一型）	快肌（第二型）
消耗能量	氧化能力高	糖解能力高
收縮速度	慢	快
抗疲勞能力	高	低
肌肉訓練的目的	肌耐力	爆發力肌力
適合對象	需要耐力訓練者	需要爆發力肌力者

骨骼系統則是保護人體的重要支架，並且保護體內重要器官，例如保護腦的顱骨、保護心、肺臟的肋骨；骨骼與骨骼間，有不同活動程度的關節（連同肌腱、韌帶、滑膜組織）連結。透

過骨骼當作槓桿、關節為支點及肌肉施作用力的方式,可以讓我們的身體做出各種動作與姿勢。

當肌肉與骨骼關節失能

老化或疾病會造成身心各系統功能退化或異常,在骨骼、關節與肌肉系統中,神經肌肉、本體感覺、軟骨、肌腱、韌帶、關節囊、骨折的癒合能力都有老化的現象。隨著年齡增長,人體肌肉質量下降,這種「肌肉減少症(sarcopenia,簡稱肌少症)」使得以前容易做到的動作變得極不順暢,漸漸影響到日常生活,不論是工作或做家事都力不從心,更嚴重的將會導致衰弱及功能性失能(functional disability),連行走、坐、臥等動作都需要旁人協助。然而,肌少症並非步入高齡才出現的病症,這是從年輕時就開始逐漸演變而成的。

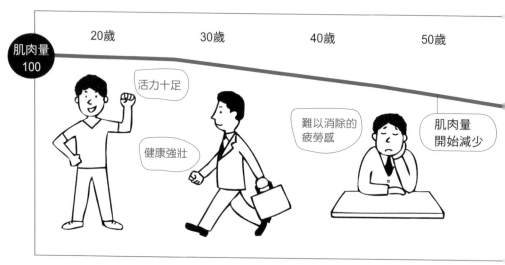

圖3.1 肌少症肌肉質量下降的過程

　　因為肌少症而造成的肌肉質量減少，從20歲至50歲的30年間大約減少了10％，從50歲至80歲左右，大約會再降30~40％。如果說20歲的肌肉量是100的話，到了80歲時可能只剩下50，而不太活動肌肉的人甚至會降到30，不到原來來的三分之一。

　　肌肉是正確鍛鍊下會變強健的器官，即使已發生肌少症，每天適度活動肌肉也能增加肌肉量，肌力衰退仍能籍由體操或重量訓練回復到某種程度，就算是年長者也有功效。藉由鍛鍊也許沒辦法回到年輕時的狀態，但可以增加至日常活動無礙的程度。此外，肌少症也是可以預防的，50、60歲開始鍛鍊，可以消除未來臥病在床的不安，提早在30、40歲就注意此問題活動肌肉，則可以減緩肌肉量減少的曲線。

　　在關節方面，腰關節、髖關節、膝關節與踝關節等是負荷體

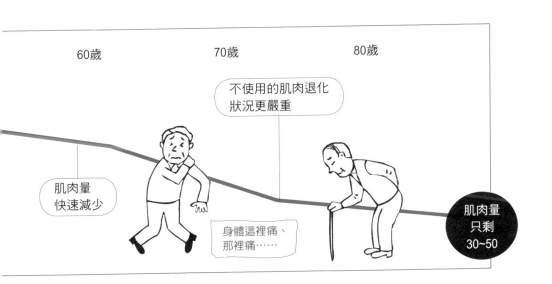

60歲

70歲

80歲

不使用的肌肉退化
狀況更嚴重

肌肉量
快速減少

身體這裡痛、
那裡痛……

肌肉量
只剩
30~50

重的負重關節，會因為老化、體重負荷的因素而衰弱，尤其是站立坐下、行走時負荷最大的膝關節。關節是由骨骼間接合處加上肌腱韌帶滑膜組織所構成。韌帶退化發生得相當早，會影響彈性、柔軟度及伸展度，易造成結構鬆動，增加關節不穩定度。

隨著人體老化，軟骨厚度、細胞功能、抗張力能力改變而造成膝關節面軟骨磨損或不平整，膝關節囊的潤滑液變少，於是出現膝關節疼痛，甚至演變為退化性關節炎，在50~60歲的病患常出現。 退化性關節炎與肌少症一樣，如果不加以注意改善，會隨著年齡增長而更形惡化，除了疼痛，還讓關節活動程度受到限制，例如下樓梯、走下坡路、彎腰撿拾地上物品等動作都會相當困難。

至於骨骼，最嚴重的則是骨質疏鬆症問題，造成的原因除了運動量不足，還有荷爾蒙分泌與營養因素。跟肌少症一樣，骨質疏鬆的過程也是從年輕時就開始了。老年骨骼的再造能力下降，常見的骨質密度流失與骨質疏鬆症讓骨骼易碎裂與折斷，而女性骨質流失的狀況比男性嚴重，在停經後骨質流失的速度更快。骨質疏鬆症常常沒有明顯症狀，可是引發的後遺症十分嚴重，有時小碰撞就會造成骨骼傷害，例如髖骨的骨質疏鬆問題，常使長者跌倒後就失去行動力，甚至導致臥床不起。

如何減緩肌肉與骨骼關節老化

基於上述的狀況，我們可以得知，肌肉的肌肉減少症、關節的退化性關節炎以及骨骼的骨質疏鬆症，這三種運動器官的疾患

是造成日常生活行動不便的最大因素，如果放任不管，很可能會演變成臥病在床、需要旁人照護的情況。

　　骨骼、關節與肌肉等組織的老化雖無法避免，但透過飲食調整及適當的運動來強化，可以預防及減緩老化造成的損害。為防止骨質疏鬆症，在年輕時應注意鈣質與維他命Ｄ的攝取以儲存「骨本」；並進行負重訓練，肌肉強度可經由訓練而增強，預防肌肉減少症，或透過復健治療矯正肌肉廢用性萎縮，或者是股四頭肌與腿後肌的強化運動，可以讓膝關節更穩定，避免疼痛與退化症狀。建議長者在專業人士詳細評估心、肺、骨骼肌肉等系統後，做適當的運動，將能延緩這些方面老化的過程。（更多強化肌肉、關節的健康操請見第13章）

⟍ 腦、神經系統 ⟋

腦部、神經的退化會影響諸多器官，以及造成巴金森氏症、阿茲海默症等大腦神經退化性疾病。

　　雖然人們常說「依照心意做決定」，不過，人體真正處理訊息的器官是腦部，例如視覺、聽覺等五感透過神經系統傳達給大腦，由大腦辨識判讀，再下應對的動作指令。記憶、學習也是透過腦部處理，因此，當人們開始發覺自己的記憶力變差、才發生不久的事轉頭就忘記，總會自嘲「年紀大了，腦子不靈光了」。不過，腦真的會因為老化而所有功能都衰退嗎？

腦、神經系統的運作

　　腦部分為大腦、小腦和腦幹三部分。腦幹與脊髓相接，為生命中樞，負責呼吸、心跳、血壓的控制；小腦負責人體的平衡與協調功能，大腦所佔比例最大，主要分為幾個區塊：額葉、頂葉、枕葉、顳葉。額葉與運動、認知、情緒等功能有關；頂葉與感覺有關；枕葉位於腦部後側，與視覺有關；顳葉位於大腦外側裂，與記憶、語言認知有關。

　　神經系統是維持各種生理功能正常運作的兩大控制系統之一（另一種為內分泌系統），神經系統反應迅速敏捷，控制肌肉系統，牽引骨骼系統而得以運動。神經系統是由許多神經細胞（神

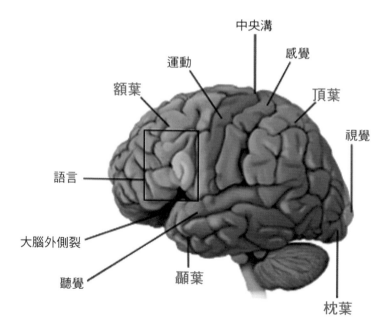

圖3.2　大腦主要分為四個區塊

經元）組成，可以分為中樞神經系統（Central Nervous System, CNS）和周邊神經系統（Peripheral Nervous System, PNS）兩大部分。藉由複雜的神經纖維連結這兩個神經系統，我們才能夠因應外界的環境變化而產生適當的身體反應，並且有思考、記憶、情緒變化的能力。當神經細胞流失、神經細胞病變、神經傳導物質活性代謝改變，發生在特定的皮質或是皮質下神經組織時，就可能導致神經精神疾病的症狀，如失智、憂鬱、動作遲緩、日常生活執行能力受損等。

在上一節提到的腦衍生神經滋長因子（BDNF），可以說是腦內神經細胞的「養分」，它能調節神經傳導物質，參與神經元的分化、成長與重塑，對於記憶力與學習力產生很大的作用，如果BDNF減少，憂鬱症、阿茲海默症、記憶力衰退的風險會提高。實驗證實，運動時肌肉收縮可以促進BDNF分泌，若是不活動而肌肉萎縮的話，BDNF的分泌也會減少，因此影響大腦活動。身體活動量低落，腦的活動也隨之衰退。

另外，腦部要能順利運作，還得靠血管循環系統的支持，腦雖然僅佔體重的2%，但心臟打出的血液卻有20%都跑到腦部，顯示腦部是極重要的器官。因此，血管循環系統的病變也會影響到腦部功能，患有影響心血管功能的慢性疾病患者要特別留意。

開始老化的腦

過了40歲後，人的腦細胞開始老化，數量逐漸減少，但這不代表所有的大腦功能都會退化。例如，認知功能會隨著年齡而減

退，但言語和算術能力則不受年紀影響；在記憶力方面，雖然短期記憶開始逐漸衰退，但長遠記憶幾乎不受年齡影響，這些都是正常的老化現象。腦的老化無可避免，但可以透過多動腦與多動身體以增強腦部功能運作。就如同肌肉必須適當運用才能保持肌力與活動力，多接觸、學習新的人、事、物等動腦行為，可以增強大腦的運作網路，讓網路有更廣與更緊密的連結，一旦腦部部分出現狀況，還有其他部分可適時發揮代償功能。

延緩腦、神經系統的老化

除了多動腦，許多研究也顯示，有運動習慣或從事體能活動較多者，認知功能比運動少者來得良好。因此，散步、健行或園藝這類不屬於重度勞動的活動，非常適合鼓勵銀髮族參與。要預防失智症、憂鬱症等腦功能衰退所造成的疾病，除了靠療養或使用藥物治療，加上日常活動的輔助會更具效果。

除了正常老化，避免一些傷害腦部的因素，可以讓腦部運作得更順利。腦部外傷、感染或是其他血管性疾病都可能傷害腦部，例如腦中風所引發的失智症患者，控制血壓與膽固醇以避免二度中風是最重要的。因此，平日就要多注意心血管危險因子的控制，包括血壓、血糖、膽固醇等。長期睡眠障礙也極度傷腦的行為，老年人的睡眠型態改變，不易入睡，熟睡時間也縮短，因此當年紀漸長而睡眠產生障礙時，必須尋求專科醫師協助。

∖∖ 呼吸系統 ∕∕

呼吸系統老化造成的失能，會引起身體缺氧，連帶影響
心血管系統

「以前上下樓梯總是臉不紅氣不喘，健步如飛，可是現在只
不過爬上二樓，就喘個不停。」「早晨時總是咳嗽咳到醒來，甚
至有時呼吸急促，擔心自己就快斷氣了，可是以前明明就沒有氣
喘這種毛病啊。」「最近胸口總是悶悶的，會不會是心臟出問題
啊⋯⋯」如果年過40的你有這種困擾，或是家中長者越來越常這
麼抱怨，除了心臟疾病，可能得考慮是否有慢性肺阻塞等疾病。

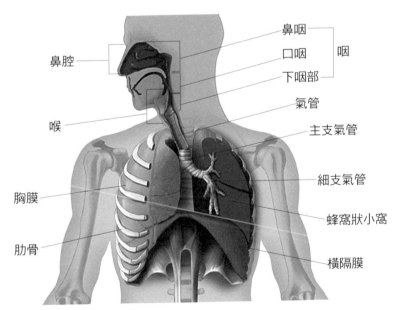

鼻腔

喉

胸膜

肋骨

鼻咽
口咽　　咽
下咽部

氣管

主支氣管

細支氣管

蜂窩狀小窩

橫隔膜

圖3.3　呼吸系統

呼吸系統如何運作

人體胸腔裡有心臟與肺臟兩個重要器官，除了位於中間偏左的心臟，胸腔的其餘空間則為肺臟。呼吸系統以肺臟為主，搭配咽喉、氣管、支氣管、細支氣管與肺泡等器官運作，當吸入空氣後，經由氣管至細支氣管一路到達肺泡，接著透過氣體交換機制，一方面將代謝產生的二氧化碳排出體外，一方面又將氧氣滲入血管，帶氧的血液先到心臟，再由動脈輸送到全身。一旦呼吸系統停擺，身體得不到充足的氧氣供應，細胞和器官就會因缺氧而逐漸失去功能，終至死亡。

呼吸系統如何慢慢衰老

肺臟是老化得最快的器官之一，最明顯的老化現象，就是肺換氣量減少與肺活量下降。隨著人體老化，肺泡壁變薄，彈性降低，肺泡隨著老化而纖維化，影響氣體交換功能。細支氣管有擴張的趨勢，整個肺臟彈性降低，再加上胸肌、肋骨、胸骨及胸椎均老化，呼吸肌肉衰弱，肋軟骨骨質硬化、彈性減少，胸腔空間變小，使得肺活量下降。另外，肺部老化會造成心肺耐力降低，加重心臟功能的衰退。

呼吸作用同時也是身體的防衛機制之一，肺的防衛機轉包括咳嗽、氣管黏膜細胞纖毛清除運動、肺泡吞噬細胞之噬菌等，均屬保護身體的重要屏障。老化時，咳嗽功能減退，氣管的黏膜細胞纖毛清除異物效率降低，對抗病毒能力下降、肺泡吞噬細胞的功能有缺陷等改變，使老年人容易罹患肺炎及慢性支氣管炎，而

老年人呼吸系統出現病況時，恢復期較一般人為長，例如呼吸系統受到感染的肺炎病症狀況。

如何延緩呼吸系統老化

2012年老年人十大死因，肺炎與慢性下呼吸道疾病（支氣管炎、肺氣腫、氣喘等）就分占第4、第6名。而老人之重大傷病醫療照顧花費中，慢性肺阻塞等呼吸照護支出永遠名列前茅，顯示出呼吸系統老化及疾病的嚴重性。除了老化，若是有吸菸習慣、長期暴露於空氣污染嚴重之環境或罹患肺部疾病，皆會加速呼吸功能的衰退。所以，為避免呼吸系統受損，最容易做的，是從改善環境與生活習慣著手，例如以空氣清淨機及除濕機控制濕度，讓室內不易大量孳生塵蟎、黴菌等過敏原；定期清洗地毯、窗簾等容易沾染灰塵、毛屑的家飾品。若遇到沙塵暴來襲或戶外空氣品質不好時，盡量減少外出或戴上口罩。

表3.2　肺部常見疾病

症狀	常見疾病
呼吸困難或喘	肺炎、氣喘、貧血、心臟衰竭、腎功能不全等
咳嗽有痰	肺炎、慢性阻塞性肺病、氣喘、肺癌、過敏性鼻炎、胃食道逆流等
胸痛或胸悶	外傷、肺炎、腫瘤、心臟病、胃食道逆流、更年期等
咳血	肺結核、肺炎、支氣管擴張症、肺癌、肝硬化等
呼吸有喘鳴聲	氣喘、肺炎等

＼ 心血管循環系統 ／

心血管系統是氧氣、營養等代謝循環的重要通道，如果循環系統衰竭，也會引起其他器官系統的病變。

心臟突然抽痛一下、胸口悶痛，感覺有沈重的石頭壓在胸上、胸口一陣緊縮、胸口好像塞住似的一時喘不過氣來、胸悶伴隨著肩頸酸痛……莫名發生這些症狀，總會讓人擔心自己是不是得了心臟病。不只是年長人士需要注意，40~50歲的青壯年人因心肌梗塞等心血管疾病猝死的趨勢逐年增加，心臟老化或失能的年齡幾乎往下降一個世代，成了青壯年時期就得重視的問題。

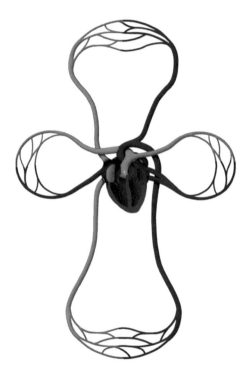

圖3.4 心血管循環系統

心血管循環系統如何運作

心臟血管是身體最重要的循環系統，心臟不斷的收縮、舒張透過血管的血液將氧氣與營養物質輸送到身體各個器官及組織，並且移除細胞的廢棄物，新陳代謝，以維持身體正常運作。心臟血液循環功能除了上述的體循環，還包活肺循環，充滿二氧化碳的耗氧血會流回肺部進行氣體

交換，再輸送至各組織，不斷循環。

心臟每分鐘跳動的次數稱為心跳速率，隨著年齡或健康狀況而有所變化。在清醒、非運動後的狀態下，一般人的心跳數為每分鐘60~100下，每分鐘低於60或高於100都屬於過慢或過快，運動員心肺功能佳，心跳緩慢而有力則不在此限。心跳過慢可能會讓人短暫感到頭昏、暈眩，因為心臟無力造成傳送至腦部的血液不足，才導致暈眩。不過，心跳過快，心臟持續收縮，可能讓人感覺胸悶、心悸、喘不過氣，主要是心臟的舒張時間不夠、血流不足所造成。

隨著年齡增長，靜脈回流減少、心肌收縮力減弱，再加上動脈血管彈性降低造成周邊血管的阻力上升，這些因素導致心搏量（心室每次收縮時所射出的血量）降低。心搏量降低會使心輸出量減少，心輸出量是指每分鐘由心室射出的血量（心搏量×心跳速率），一般心輸出量約為5公升，像是運動或緊急狀況時則能增加到12公升左右。心輸出量的多寡，是衡量心臟功能的重要指標，不同的生理狀況，心輸出量會產生很大的變化。

當心血管系統失能

血管老化會使得動脈管壁的內膜層變厚，另外，高血壓、高血脂症等疾病也是造成動脈硬化的原因。動脈硬化使老年人容易發生高血壓症狀與冠狀動脈疾病、腦中風。一般平靜的狀態下，收縮壓超過140、舒張壓超過90即可能為高血壓，高血壓若控制不良，發生中風與心臟病的機率會增高，因此，服藥與養成良好

生活作息以控制高血壓是必要的，高血脂症的預防則需要從健康的飲食習慣、適度運動及定時檢驗三方面著手。另外，還有一項因素要注意，糖尿病患者容易罹患血管病變，若經醫師診斷有糖尿病，通常意味冠狀動脈疾病的可能性也很高，長期的糖尿病患者血糖值的控制非常重要。

尤其要注意的是，高血壓對人體的危害程度，與年齡及其他危險因子（例如：家族遺傳、病史、本身是否有吸菸等不良習慣）有關。收縮壓140對80歲患者與40歲患者的意義不同，對於年紀越大的人或許可以略為放寬標準，但年輕族群隨著血壓的升高，若是放任不管，引發嚴重心血管疾病（包括心肌梗塞、心臟衰竭、中風及腎臟疾病等）的危險性也越高。

表3.3　18歲以上成人血壓分類標準及定義

血壓分類	收縮壓（mmHg）	舒張壓（mmHg）
正常	＜ 120	＜ 80
高血壓前期	120~139	80~89
第一期（輕度）高血壓	140~159	90~99
第二期（中、重度）高血壓	≧160	≧100

如何預防心血管系統疾病

造成心血管疾病的危險因子，有些是不可控制的因素，例如老化，但有些因素是可控制的，例如飲食與生活習慣。經由改善生活習慣，可以降低罹患心血管疾病的風險。

首先是日常的飲食，均衡攝取蛋白質、蔬果與穀類，避免高鹽、糖的調味方式。而控制飲食也有助於控制另一因素：體重，因為肥胖容易引發代謝疾病，更會引發三高症狀，從飲食與適度而規律的運動控制體重，可降低罹患風險。這些良好生活習慣，都有助於控制血壓、血糖與膽固醇，更能積極預防心血管疾病與多種代謝疾病。另外，如果有吸菸習慣，最好能盡早戒除。

＼ 消化系統（腸胃肝膽） ／

消化系統是人體負責營養消化吸收的重要化工廠，一旦停擺，人體就失去動能了。

一般的家庭常備藥物當中，肯定會出現胃腸藥，可見消化不良的情況有多麼普遍。雖然只是小困擾，但反覆發作的上腹部疼痛不適、嘔酸水、進食後有飽脹感等症狀，或者排便習慣改變，都是消化系統出現問題的警訊。這些小麻煩若不尋求改善，甚至抱著「忍一忍就過了」的態度，只吃胃腸藥緩解疼痛，可能會導致嚴重的後果。

消化系統如何運作

人體的各種活動需要能量支持，消化系統所負擔的任務就是分解食物、吸收營養以獲取能量，以及排泄消化後的殘渣，因此，相關功能的口腔、食道、胃、小腸、大腸、肝臟、膽囊、胰

臟和脾臟等器官，都屬於消化系統。

　　消化從口腔就開始了，透過咀嚼混合唾液初步分解食物後，經由食道送到胃部，經胃的研磨及酵素分解成為更小的分子，與胃內消化液混合成食糜後，再進入小腸。腸道內有來自肝臟、胰臟及腸道所分泌的酵素，藉著蠕動與食糜充分混合，分解小分子成為可吸收的養分，剩下的渣滓則進入大腸，最後形成糞便排出體外。若是腸道蠕動或其他臟器分泌的功能有問題，就會影響一連串的消化作用，於是造成上腹部疼痛、噁心、脹氣、打嗝、嘔酸、胸口灼熱等「功能性消化不良」的症狀。另外，排便也是需要關注的消化道問題，如果反覆出現排便狀況改變（每週便祕超過三次或每天腹瀉次數超過三次以上）、排便的情況改變（覺得

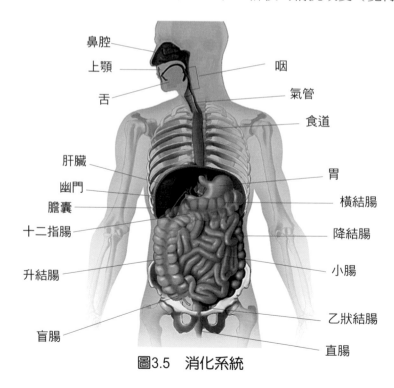

圖3.5　消化系統

解不乾淨或得用力解便）、糞便帶有黏液或是解出黏液狀糞便，得注意是否有大腸激躁症等問題。

功能性消化不良的誘發原因，除了暴飲暴食、食物過度精緻且攝取不夠均衡等飲食生活習慣不佳，另一個主要原因是「壓力」。因為消化也受自主神經系統（交感神經和副交感神經）控制，面臨壓力時，交感神經會隨之興奮，進而影響消化道蠕動。不過，許多肝膽腸胃的疾病都會出現腹部不適的症狀，例如潰瘍、腫瘤、結石、胃食道逆流等疾病，最好及早就醫診治，找出真正的病因。

當消化系統老化了

與上述功能性消化不良不同的，隨著年齡增長，生理機能的退化也會導致消化功能低下。例如，年紀漸增易有牙周病與蛀牙問題，因而導致牙齒缺損，咀嚼的效率變差，再加上胃部的消化性潰瘍，於是，直接影響到營養吸收功能。中年之後也得定期進行大腸直腸癌篩檢，因為台灣近年來的盛行率增高，跟年齡老化及家族病史有極大的關係。40歲以後，如有大便習慣改變，例如從每天正常排便突然常常便祕或腹瀉，或者發生不明原因之血便、體重減輕者，應考慮罹患大腸癌的可能性。

延緩消化系統的老化

為了避免消化系統疾病，首先得從良好的飲食、生活習慣做起，並且注意相關器官的保養：保持牙齒健康、細嚼慢嚥，少吃刺激性或醃漬食物，盡量避免過於西式的飲食方式，補充足夠的

水分，以便將新陳代謝所產生的廢物順利排出體外。隨著腸道功能逐漸衰退，要避免攝取過多的蛋白質與油脂，油炸、油煎食物宜多加控制。

◈ 泌尿與生殖系統 ◈

泌尿系統老化容易導致生活不便，如漏尿問題造成生活品質降低。嚴重感染更可能引發敗血重症與腎臟病。

每當在外時，如果總是尿急並到處找廁所，很容易影響出遊的興緻，久而久之也會影響到外出的意願與社交生活。或者，偶爾在半夜頻頻起身上廁所、然後再也睡不著，於是後悔睡前喝這麼多水。為什麼上了年紀後，會變得那麼頻尿呢？

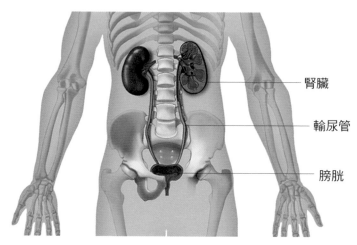

腎臟

輸尿管

膀胱

圖3.6　泌尿系統

泌尿系統如何運作

腎臟是身體的排泄器官，透過尿液排除多餘的廢物及新陳代謝後的產物。腎臟製造尿液，順著輸尿管抵達膀胱，並暫時貯存在具彈性的膀胱裡面，等積存到一定量、產生尿意後，再從尿道排出體外，每天排尿量大約1~2公升，排尿次數6~8回、夜間1~2回，不過，會因為個人水分的攝取量、年齡、活動量、環境、藥物等因素的影響而會有所不同。

因為疾病或生理問題，身體會出現幾種排尿障礙，例如排尿的次數異常增加的頻尿，可能原因是泌尿道感染、新陳代謝疾病（像是糖尿病）或使用利尿劑等藥物所導致頻尿；前列腺或尿道發炎造成的尿急或排尿困難；而腎衰竭、手術、外傷、休克等疾病則可能造成血尿或無尿的情形。另外，容易造成繭居在家、不肯出門的小便失禁的症狀，是尿液自膀胱中無法控制而漏出的情況，可能造成原因為排尿的括約肌受傷或神經性疾病、泌尿道炎症等；容易出現在生產後或年長婦女身上的壓力性尿失禁，則是突然用力、腹壓增加時，如大笑、大哭、咳嗽或打噴嚏時產生尿失禁的情況，原因是括約肌的收縮功能減弱所造成。

泌尿系統問題，男女有別

女性泌尿道感染的機率比男性高許多，這和生理結構差異有關。從腎臟、輸尿管到膀胱的上泌尿道，男女尿道長度也差不多，但下泌尿道（尿道）長度男女就出現明顯差別。因為女性的尿道比較短，若有外界細菌侵入，細菌就容易往上逆行到膀胱、

輸尿管甚至腎臟，進而引發泌尿道感染，所以女性感染機率遠高於男性。泌尿道感染除了好發於30、40歲青壯年女性，更年期後的婦女也必須注意，因為停經後雌激素分泌會減少，使尿道表面的黏膜萎縮，細菌更易孳生，造成感染。

男性雖然因為尿道較長不易感染，但年長男士容易出現攝護腺肥大的毛病，造成排尿不適，主要分為貯尿症狀與排尿症狀兩部分。貯尿症狀包括急尿、頻尿、夜尿及急尿性尿失禁等，因膀胱無法儲存尿液，因此可能一、兩個小時就要排尿，每次的尿量都不多，或者來不及到廁所就漏尿了。部分攝護腺肥大的患者可能一個晚上起床排尿達四、五次以上，嚴重影響睡眠品質。排尿症狀部分則有排尿斷續，每次排尿都要尿很久、尿速很慢，甚至是滴滴答答的殘尿感等。不過，也可能是膀胱或荷爾蒙等問題造成夜間多尿，因此有困擾時要先就診找出病因。

泌尿道感染的問題必須改善，否則易感染引發腎臟病變，加上若有高血壓與糖尿病等慢性疾病，控制不良時往往會導致腎功能受損，引起更大的傷害。

＞ 其他 ＜

過度使用而早衰的視覺

一般狀況下，大約在40~45歲時，視覺或視力敏銳度即逐漸走下坡，對物體遠近的調節能力下降，看東西難以適當聚焦，就

像是對焦功能失靈的相機，也就是所謂的「老花眼」。大約過了50~60歲後，眼睛捕捉動態影像的能力減弱，對光影深與淺的感覺也會減退，對顏色的感覺與對比敏感度比起年輕時也遜色許多。所以，對環境中光線明暗改變的適應能力也變差，容易產生危險。

但因為生活型態改變，30歲左右的青年眼睛退化的速度加快了。現代人除了上班使用電腦，下班後還緊盯著智慧手機、平板電腦、電視，導致眼睛肌肉過度疲勞，產生視力模糊、眼睛酸、脹痛、頭痛等症狀。要改善這種狀況，最主要的是改掉一張開眼睛就盯著螢幕不放的不良習慣，使用電腦或觀看螢幕每一小時就休息10分鐘，若持續用眼過度，視力模糊狀況逐漸加劇，甚至休息後也無法改善，就需要就診治療了。

不當使用而早衰的聽覺

除了中耳炎等疾病或外傷等影響，傷害耳朵最劇烈的是噪音，會損傷接收聲音的神經元。一般而言，70分貝以上的聲音就會令人不舒服，現代生活中充斥著各種高亢尖銳猛烈的噪音，像是一般機器發動產生的噪音約90分貝，工廠工人常暴露在85~95分貝的工作環境中。平常在生活環境裡可能遭遇飛機引擎聲、熱門音樂聲音甚至可達120分貝以上，火車經過的聲音100分貝，噪音可說無所不在。

另外，時下青年習慣隨時戴著耳機聽音樂，頻繁的使用十分傷聽力，尤其是在嘈雜的環境（例如捷運上）聽耳機，為了聽清

楚,通常音量會開得很大,長期下來對高頻聽力是一大傷害。聽力障礙通常從高頻率的損傷開始,但因平常交談尚不受影響,患者往往不自覺聽力已受損,直到聽力愈來愈差,或必須重複詢問才能聽清楚他人的問話,於是赫然警覺。為了保護聽覺,除了遠離噪音環境、或者應工作場合需求戴上耳塞,最重要的是避免不當使用耳朵,例如,若真要戴耳機,選用耳罩式耳機而不使用耳塞式耳機,因為聲音的能量與距離有關,愈靠近一倍,聲音會大上四倍,影響加劇。

皮膚老化與觸覺的退化

皮膚老化最明顯的是外觀的改變,像是失去彈性、鬆弛與生成皺紋等,然而,更需當心的是皮膚重要的生理功能也伴隨老化而降低。皮膚是防衛性的屏障,能防範外界的乾燥、冷熱、紫外線等物理或化學性刺激。

當皮下脂肪隨著年齡增長而變薄,感覺神經也不那麼敏銳後,皮膚的觸覺、痛覺及溫覺等感覺功能會降低。所以年長之後對冷熱變化感覺遲鈍,容易發生凍傷、燙傷等危險,再加上血液循環功能減退,皮膚傷口癒合速度也會較慢。所以,除了盡早注意防曬、防乾燥的皮膚保養之外,也要保持健康均衡的飲食習慣,以延緩皮膚的老化。另外,遇到冷熱變化大或溫度較高的環境,也要盡量避開危險因子,以免受傷。

第二篇

是老化還是疾病？

4 腦部與神經系統常見老年疾病

> ◉ **相關疾病：循環系統健康問題**

　　年齡漸長，人體生理上及心理上都會明顯的改變。在腦部與神經系統方面包含神經化學（neurochemical）、神經生理（neurophysiological）、結構上（structural）都有各種改變。此外，上了年紀後，神經細胞減少或發生病變、神經傳導物質活性降低，若發生在特定的皮質、皮質下神經組織、大腦某區塊、或是神經傳導路徑時，就可能導致神經方面或精神方面的疾病，例如失智、憂鬱、巴金森氏症等。

　　除卻生理上的因素，年長者因配偶朋友死亡產生之失落感、因退休導致角色喪失、經濟困難失去自主性、人際關係以及與社會的連結日漸疏離等等，這些老化過程所產生的生理、心理、社會壓力也是導致罹患老年精神疾病的因子。

　　另外如其他疾病的影響，一般說來老年人常罹患不只一種慢性疾病，常見的有高血壓、糖尿病、心臟病等。這些慢性疾病可能經由直接或間接的方式影響腦部功能而造成神經或精神症狀的表現。同時，老年人可能服用多種藥物，藥物彼此產生交互作

用、或是因老化而對部分副作用過於敏感也會造成問題。因此生理疾病與精神症狀同時存在的現象，成為銀髮族健康問題的一大挑戰。

以下則針對老年患者常見之神經及精神疾病作介紹。

﹨ 失智症 ﹍

失智症是後天產生的腦力退化，主要症狀包括近期記憶力障礙，語言表達困難，判斷力變差，時間空間感喪失，認知功能缺損。除了前述症狀，一半以上的病患會出現行為問題或心理或精神相關症狀，包括人格個性改變，情緒不穩（如憂鬱、焦慮、易怒）、行為異常、表情呆滯、妄想、幻覺、睡眠週期混亂等情形。這些症狀的產生都會額外加重照顧者的負擔。

引起失智症的原因很多，當中最為人所知且常見的是單純老化所導致的阿茲海默症（Alzheimer's disease），最明顯的症狀是漸近式的近期記憶力喪失，並且出現語言障礙和日常生活之執行功能下降。當疾病越來越嚴重時，病患在日常生活中會逐漸失能，像是洗澡、用餐、如廁所等各方面都需要他人協助。阿茲海默症目前仍是一種不可逆、無法治癒只能控制的疾病。由於阿茲海默症最可靠的診斷是在患者過世後透過腦部病理切片確診，因此醫師在臨床上是透過排除法來診斷出病人是否得了阿茲海默症。這意味著要先排除其他可能會造成癡呆的疾病後才能下此診斷。但是目前醫學進步日新月異，已有一些新的生物標記有被拿

做阿茲海默症的診斷工具，但是目前這些工具都尚未普及，僅只在研究階段，而且診斷正確率也非百分之百。

繼阿茲海默症後另一常見的失智症是路易氏體失智症（Dementia with Lewy bodies, DLB），這種患者早期在近期記憶力退化並不像阿茲海默症那麼明顯，須等疾病到一定程度時才出現。其主要症狀包括：(1)波動性認知異常，也就是認知功能表現時好時壞；(2)視幻覺的產生，病人描述會看到小孩、動物、或是陌生人等視幻覺；(3)類巴金森氏症，病人會出現肢體僵硬、步態失調、動作緩慢等症狀；路易氏體失智症臨床特徵非常相似的巴金森失智症（Parkinson's disease with dementia, PDD），兩者差別在於失智症狀與巴金森症狀出現的時間不同。

其他還有造成語言障礙與人格個性改變的額顳葉型失智症（Frontotemporal dementia, FTD）、腦中風或慢性腦血管病變造成的血管型失智症、腦脊髓液的循環障礙導致的常壓性水腦失智症，還有疾病與新陳代謝異常、酒精中毒等因素造成的失智症。若是水腦症、腦腫瘤或其他因素致腦壓過高造成腦神經的壓迫產生的失智症，或者是甲狀腺功能低下、營養素缺乏（如葉酸或是維他命B12）、藥物和毒物中毒、病毒感染等因素造成的失智症屬於可治療性的，有機會透過臨床治療後改善失智症狀。

不過，實際上要確認何種因素造成失智之前，最重要的是先確認患者是否真正罹患失智症。人的記憶、計算、語言等能力，隨著大腦機能發展在20多歲時達到最巔峰，之後就慢慢往下降，到了老年更明顯，新的事物不容易記住或者一下子就忘記

了，任何人都會擔心自己是否罹患失智症了，若有這方面疑慮，可在家做簡易心智狀態問卷調查表（Short Portable Mental State Questionnaire, SPMSQ）篩檢，此量表針對意識、記憶力、定向力、注意力、思考及一般知識等六個向度進行檢測，藉此初步瞭解目前心智健康狀態。

表4.1　SPMSQ失智症篩檢量表（本量表可直接對長者施測，錯誤請打X）

簡易心智狀態問卷調查表（SPMSQ）		
錯誤請打X	問題	注意事項
	1.今天是幾號？	年、月、日都對，才算正確。
	2.今天是星期幾？	星期對，才算正確。
	3.這是什麼地方？	對所在地有任何的描述，都算正確；說「我家」或正確說出城鎮、醫院、機構的名稱，都可接受。
	4-1.您的電話號碼是幾號？（如果長輩家中沒有電話，可將4-1題改為4-2題）	經確認號碼後證實無誤，即算正確；或在會談時，能在二次間隔較長時間內重複相同的號碼，即算正確。
	4-2.您住在什麼地方？	如長輩沒有電話，才問此問題。
	5.您幾歲了？	年齡與出生年月日符合，才算正確。

49

	6.您的出生年月日？	年、月、日都對，才算正確。
	7.現任的總統是誰？	姓氏正確即可。
	8.前任的總統是誰？	姓氏正確即可。
	9.您媽媽叫什麼名字？	不需要特別證實，只需長輩說出一個與他不同的女性姓名即可。
	10.從20減3開始算，一直減3減下去。	期間如有出現任何錯誤或無法繼續進行，即算錯誤。

失智症評估標準

＊心智功能完整：錯0~2題

＊輕度心智功能障礙：錯3~4題

＊中度心智功能障礙：錯5~7題

＊重度心智功能障礙：錯8~10題

如果長輩答錯3題以上（含），請立即帶他（她）前往各大醫院神經內科或精神科，做進一步的失智症檢查。以求及早發現，及早治療，減緩失智症繼續惡化。

姓名：　　　　日期：

基本資料：性別：□男 □女

教育程度：□小學 □國中

　　　　　□高中 □高中以上

進行方式：依上表所列的問題，詢問長輩並將結果記錄下來，（如果長輩家中沒有電話，可將4-1題改為4-2題），答錯的問題請記錄下來。

另一個篩檢工具是AD-8量表。該量表提供極早期失智症的篩檢，其中最主要的包含了阿茲海默症、血管性失智症等較常見的疾病症狀。若分數大於等於2分以上，建議找醫師做進一步評估。不過，典型阿茲海默型失智的病程是緩慢發生，通常是在生活中一點一點逐漸出現，初期若非特別留意，很容易被誤認為一般老化而延誤就醫。臨床上多數失智患者是自己或身邊親友、照顧者先察覺的，故透過「AD-8極早期失智症篩檢量表」，了解失智症的早期症狀，就能提前在極早期即獲得治療與幫助。

表4.2　AD-8極早期失智症篩檢量表

填表說明：你認為在過去的幾年中有因為認知功能（思考和記憶）問題而導致的改變，請填「是，有改變」；若無，請填「不是，沒有改變」；若不確定，請填「不知道」。	是，有改變	不是，沒有改變	不知道
1.判斷力上的困難：例如落入圈套或騙局、財務上不好的決定、買了對受禮者不合宜的禮物。			
2.對活動和嗜好的興趣降低。			
3.重複相同的問題、故事和陳述。			

4.在學習如何使用工具、設備、和小器具上有困難。例如：電視、音響、冷氣機、洗衣機、熱水爐(器)、微波爐、遙控器。		
5.忘記正確的月份和年份。		
6.處理複雜的財務上有困難。例如：個人或家庭的收支平衡、所得稅、繳費單。		
7.記住約會的時間有困難。		
8.有持續的思考和記憶方面的問題。		
AD-8 總得分		計分標準： 是 = 1分 不是 = 0分 不知道 = 不計分

　　透過初步的量表評估後，若有失智症的可能性就需要至精神科、神經內科或是失智特別門診做進一步診斷。當診斷為失智症後，就必須確認是哪一種類型的失智症並進行治療。大部分的年長者罹患的是退化性的阿茲海默症，常用治療藥物有減緩心智功能退化速度的膽鹼酶抑制劑及NMDA受體拮抗劑，以及改善患者的精神行為症狀的抗精神病藥物、抗憂鬱劑等。路易氏體失智

症使用藥物來控制巴金森氏症的症狀和精神症狀，但是抗巴金森藥物雖可改善顫抖、僵硬等動作障礙，但也可能使精神症狀增加，反之抗精神藥物可改善患者精神症狀，但同時可能使動作障礙更加嚴重，故藥物的使用或增或減必須嚴格遵守醫師醫囑，切勿自行調整藥物。額顳葉型失智症針對其精神行為症狀也可採用抗憂鬱劑或抗焦慮劑或抗精神病等藥物治療，以減少干擾行為之產生。血管性失智症治療重點為預防再度中風之發生，故控制好高血壓、糖尿病、高血脂等中風危險因子，避免因中風再度惡化失智症狀。其他疾病或營養因素造成的失智症有機會透過治療改善失智，故需要找出病因加以積極治療。

　　除了藥物治療之外，維持良好的外在環境跟照護品質也很重要。例如提供熟悉居住環境及照顧者，讓病患覺得熟悉而有安全感；常給予患者鼓勵、適度給予自主性；耐心包容其犯錯行為、避免過度指責；安排適度運動和社區活動；確認患者的感覺與需求，給予實際的幫忙，這些都能幫助患者平靜。另外，除了病患，照護者也常因承受長期照顧負擔，產生睡眠障礙、焦慮憂鬱等現象，其他家人要適時伸出援手，需給予喘息機會或心理支持，若有需要也可以至精神科求診，請醫師評估是否給予藥物治療。此外，若有需求，也可以向所在地衛生局申請喘息居家服務以減低照護負擔。

　　至於失智症的預防，目前仍無特效藥物可以直接減少失智症的發生，還是以非藥物的行為介入為主要預防方法。例如：多動腦，可以打麻將、下棋、參加社區大學課程、學習新的語言；每

週兩到三次的規律運動；提高社會參與保持與人際互動；清淡飲食，控制好三高問題；戒菸等等都是預防失智的方法。

◣ 巴金森氏症 ◢

巴金森氏症（Parkinson's disease）是一種運動障礙疾病，好發於60歲以上的長者，40歲以下的病患較少見，且男性罹病率略高於女性。巴金森氏症患者有明顯的肢體顫抖現象、四肢和軀幹的僵直、行動逐漸變得緩慢、姿勢反射的喪失。病患因腦中缺乏「多巴胺」這種神經傳導物質，不過症狀很容易被誤以為只是單純的老化，而錯失治療時機。此外，除了巴金森氏症之外，還有一些疾病會讓人動作變得遲緩、肌肉僵硬，也可能會顫抖。由於這些疾病很類似巴金森氏症，被泛稱為「巴金森症候群（parkinsoniam syndromes）」，需要經由專科醫師詳細問診、檢查後才能做出鑑別診斷。

巴金森氏症靜態性震顫，通常先發生手指頭數鈔票似的抖動，此一顫抖在肢體靜止時較明顯，活動時則較輕微，此外，緊張時也可能使手抖得更明顯，嚴重時會影響到病人的生活起居，例如無法拿筷子、湯匙進食。其姿勢反應的喪失，會呈現出異常的姿勢，像是站立時頭部向前傾，漸漸地整個身體亦會向前，加上膝蓋微彎而形成彎腰駝背的姿勢，其身體重心會落在腳尖。而且，除了行動變遲緩，也會步態不穩，走路時先是手部擺動減少或拖著腳步走，步伐愈來愈小且向前衝，有快要跌倒的感覺。此

外，臉部表情也會變得像面具臉，說話聲音單調而缺乏抑揚頓挫，甚至是口齒不清令人聽不懂。

巴金森氏症的成因至今不明，只知病患中腦黑質部的多巴胺神經元細胞逐漸死亡，導致大腦基底核的多巴胺物質分泌量減少，多巴胺是神經傳導物質，如果將神經比喻成電線，多巴胺就類似電流，協助傳遞腦部訊息，調控全身的運動功能。當訊息不能被適當的傳遞，就會影響腦部控制運動的能力，目前病因仍不清楚，故又被稱為原發性巴金森氏症。另外，因腦部曾經感染、錳中毒、一氧化碳中毒、藥物副作用、多發性中風、腦瘤或其他腦退化性疾病引起四肢僵硬、動作遲緩或走路困難等症狀者，則稱為續發性巴金森氏症。而服用某些抗憂鬱藥物、抗精神分裂症藥物、抗高血壓藥物也會引發暫時性的巴金森症狀，大多數是暫時性的，但有些病患停藥後症狀依舊持續，可能是本身就有潛在的體質，被藥物誘發。

巴金森氏症的初步診斷須要靠醫師的詳細問診，神經學檢查以及後續藥物治療的反應來確認。有非典型症狀的病人則需進一步安排磁振造影（MRI）檢查來排除外在因素引發的巴金森症，例如腦中風、腦室肥大等。有必要時也可以安排核子醫學檢查，例如單光子斷層造影（SPECT）或正子斷層造影（PET），檢測大腦基底核多巴胺含量下降之型態是否符合巴金森氏症的定義。

巴金森氏症初期常以手抖為表現，與一種更常見的動作障礙疾病「原發性顫抖症」（或稱本態性顫抖症）頗為類似，不過，原發性顫抖症屬於良性，進展緩慢，而且很少會導致生活功能喪

失，盛行率遠高於巴金森氏症。

　　原發性顫抖症和巴金森氏症有兩大不同點，原發性顫抖症通常兩側的手抖一起開始，其中一隻手會較嚴重；而巴金森氏症則是主要是以單側肢體抖動為表現，此外，巴金森氏症的顫抖多半是動作「靜止」時發生，但不少原發性顫抖則在是做一些特定的動作時容易發生，例如端茶杯、喝水、寫字等。手抖的原因很多，常見的有甲狀腺功能異常疾病，以及菸、酒、咖啡上癮所引發的戒斷症狀，電解質不平衡等，不過這類原因所引發的手抖，大多是暫時性。

表4.3　從手抖的型態初步分辨可能病因

手抖型態	可能疾病
靜態性手抖	巴金森氏症、巴金森症候群
動態性手抖	甲狀腺機能亢進、中風、酒精等物質產生的戒斷症狀、電解質不平衡、抗憂鬱藥物（鋰鹽）中毒等

　　巴金森氏症成因不明，目前的藥物與外科治療，只能延緩症狀惡化的速度，盡量幫助病患保有面對日常生活的能力。由於病患的症狀源自於多巴胺的不足，藥物治療的目標在恢復多巴胺活性。適當的藥物治療配合適度的運動，一般病人可以維持十年以上的正常生活。

　　不過，巴金森氏症的常用藥物都有副作用，如左多巴

（Levodopa）的副作用包括便秘、興奮、幻覺、噁心、口乾等，藥效退後，還會有肌肉僵直與疼痛的現象。這類型藥物無法阻止病患腦部多巴胺細胞的凋亡，病患需要補充的多巴胺量會越來越多，但隨著藥量越來越重，副作用也會越來越嚴重。

　　藥物是治療的首選，而不可避免的，病患在長期服用藥物後，藥效會越來越短，甚至會出現肢體不自主的亂動，這時候醫師就會建議病患採用外科治療。

　　巴金森氏症患者因為運動功能會持續退化，心中的挫折感與沮喪等負面情緒，很容易隨著病情惡化而加重。因此除了配合醫師指示接受治療外，家屬也必須多關懷患者的心靈層面，以免產生憂鬱等症狀。

　　適度的運動，不但有助於症狀的減輕，也能放鬆心情。如果行有餘力，病患不妨去學習手工藝、繪畫，當成一種職能治療，用藝術陶冶心靈，忘卻病痛，多聽音樂也能達到類似的效果。

　　另外，建議病患與家屬能盡量加入並參與病友團體，不但能獲得更多的專業照護知識，透過病友家庭間的相互加油、打氣，經驗分享與彼此支持，面對疾病的進展，才不會那麼徬徨無助。

◈ 譫妄 ◈

　　譫妄（delirium）是一種突發性的急性器質性精神障礙，常常是導因於身體疾病問題進而產生的精神與行為異常。其症狀在意識狀態、專注力、定向感等面向都會造成障礙。這種急性精神

混亂的狀態，特徵之一是症狀突然出現並且狀況可能時好時壞，甚至一天之中就有多次變化。也就是說，可能幾分鐘前病人出現譫妄的症狀，之後又好一些，但過沒多久又出現了精神混亂的情況，若沒有持續觀察或在短期間內多觀察幾次，很可能會錯過這些症狀。另一種特徵是注意集中困難或言語混亂，有時出現自言自語，像是在跟不存在的人對話一般。另外，還有睡眠障礙、知覺感受及行為障礙的表現，常伴有帶恐怖性的、生動的錯覺或視幻覺、被害妄想，以致病患出現情緒恐懼、躁動、生氣等現象。

譫妄的症狀有些與失智症類似，但仍然有所區別，相較於失智症為經過長時間發展的慢性進程，譫妄是種病程快速發生的急症。譫妄的危險因子有年紀大、同時患有多種內科疾病、服用多種藥物、認知功能退化、憂鬱狀態、視力與聽力障礙、日常活動力差等等，這種「虛弱的老年人」是譫妄的高危險群。有危險因子後，引發譫妄的導火線有：手術麻醉的影響、疼痛、感染（像是肺炎、泌尿道感染等）、代謝性問題（像是肝功能或腎功能異常）、電解質不平衡、營養不良、缺水及失眠、住院等環境變化等。

譫妄通常是短暫現象，一般在譫妄的起因（導火線）解決後的3~7天，症狀就會消失，但也有可能拖到一個月之後才消失，端看病人本身的身體疾病復原狀況。只要把引起譫妄的導火線移除，大部分病人通常可以完全恢復。只有少數原本生理病況不佳無法解決的老年病患中，譫妄才會反覆發作。

譫妄也稱為加護病房（ICU）症候群，意指加護病房的照明

使日夜感覺失調，造成病人的錯亂。目前加護病房均設有窗戶，單由日夜感覺剝奪導致譫妄的機率應是大大減少，故即使是在加護病房產生之譫妄，也是要細查是否有先產生的身體疾病，找出來並處理之，譫妄症狀才會逐漸緩解。

譫妄的處理首重尋找引起譫妄之病因，必要之血液或身體等檢查均不可省略，找出生理性病因（導火線）並治療它。有些病人會因為情緒太過激動、睡不著，甚至做出自傷或拔管等危險行為，此時就需會診精神科醫師，給予病人適當的鎮定治療藥物，甚至必須短暫的對病人施行束縛來保護病人，以避免危險行為的產生。

◎ 老年憂鬱症 ◎

老年人是憂鬱症的好發族群。老年人在心理上容易因自覺老去、罹患多種身體疾病、退休離開職場、配偶與好友的死亡、孤獨感與經濟問題等等，種種心理因素與社會壓力，再加上腦內神經傳導物質失衡及腦構造改變，就容易導致身心失調而產生老年憂鬱症（geriatric depression）。

老年憂鬱症的高盛行率與嚴重度常被輕忽跟低估，以至於導致更嚴重的後遺症。老年憂鬱症其症狀與一般成人憂鬱症表現不盡相同，除了常見的症狀如失眠、胃口差、喪失興趣動機等等，有些老年憂鬱症的表現是非典型的，通常憂鬱情緒表現不明顯，而是易怒、抱怨記憶力變差，或抱怨多處身體不適、慢性疼痛的

現象等，且常常客觀身體檢查無法解釋其身體不適。另外，老年憂鬱症患者日後罹患失智症之危險性比較高，可見兩者的關係密切，臨床上治療老年憂鬱症患者時也須時時注意是否之後也合併出現失智症狀。

老年憂鬱症也可以用初次發病年齡區分為早發型（指65歲以前）和晚發型（指65歲以後）。晚發型憂鬱症的症狀表現上較多為冷漠呆滯（apathy）、失去活力、沒有動機、認知功能退化等，通常伴隨有慢性疾病，如高血壓、心臟血管疾病、糖尿病、中風等腦血管危險因子，因此又稱血管性憂鬱症（vascular depression）。研究顯示相較於早發型憂鬱症，晚發型憂鬱症有明顯的腦血管病變。晚發型憂鬱症的病程比較容易趨向慢性化，復發危險性高，有些臨床藥物研究也指出晚發型憂鬱症對藥物治療反應比較差，造成日常生活功能失能更厲害。

在治療方面，主要可以分為藥物治療、電痙攣治療及心理治療等三方面。特別是新型的抗憂鬱劑在療效與副作用方面有卓著的進展，能有效的治療老年憂鬱症，並預防復發。但須注意的是老年人對藥物反應通常比成年人慢，需要更多時間等待抗憂鬱劑藥效。在藥物治療無效、無法忍受藥物副作用，或有強烈自傷自殺危險時，可考慮施以電痙攣治療。但病患有腦瘤引致顱內壓升高、腦血管瘤或顱內出血病史、中風或心肌梗塞的三個月內、嚴重心律不整或肺功能嚴重缺損等問題的話，不建議採用。老年人常面臨許多方面的壓力，心理治療對於老年憂鬱症患者介入研究顯示也有相當程度的療效，其中又以認知行為治療的研究最多，

如再配合藥物治療往往效果更好。

老年焦慮症

就診斷分類而言，焦慮症包括廣泛性焦慮症、畏懼、恐慌症、強迫症、重大創傷壓力症後群（PTSD）等。焦慮症的症狀是多向度的，可區分為認知、行為、生理三方面：認知症狀表現如焦慮、害怕、擔心、易怒、不安等；行為症狀表現如坐立不安、重複性動作、肌肉緊繃、過度警覺、畏懼行為等；生理症狀表現如心悸、心跳加速、胸悶、口乾、頭暈、盜汗、頻尿等。雖然老年時期的焦慮症狀嚴重度比一般成人輕微，但是對於日常生活失能的影響程度更厲害。

老年焦慮症症狀可能與重大慢性疾病如氣喘、高血壓、心律不整、消化性潰瘍、肺栓塞等等症狀類似。診斷上要先確認焦慮症是原發的疾病，還是次發於身體疾病或是藥物引起。有效的治療焦慮症方式包括藥物與心理治療。藥物治療主要以新型抗憂鬱劑如選擇性血清素再吸收抑制劑（SSRI）最被廣為使用。心理治療如認知行為治療（cognitive-behavior therapy, CBT）、肌肉放鬆訓練在老年焦慮症治療上，也是除藥物外另一治療選擇。

睡眠障礙

如果觀察身邊長輩的睡眠模式，會發現他們常常晚上睡不著

覺或時睡時醒，白天因為晚上沒睡好而一直打盹，或者是半夜醒來就再也睡不著，有時會伴隨有輕度的焦慮、緊張、不安、煩躁甚至憂鬱的情緒。若是有以上狀況，應該鼓勵長者去看精神科或是老年身心科門診，因為他們有可能發生老年睡眠障礙了。

老年人失眠的原因之一就是老化。隨著年齡增加，睡眠週期會改變，睡眠總時數及熟睡期會隨之減少。此外，長者也會因為其他身體疾病或精神疾病導致失眠，例如慢性阻塞性肺炎、夜間頻尿，或伴隨疾病的疼痛都是失眠的主要原因。而憂鬱症、焦慮症、失智症等精神疾病亦常會引起睡眠障礙。人的腦部睡眠生理時鐘配合著外界環境的光暗及日常的作息，規則的控制睡眠及清醒的週期，一旦腦部退化或損壞，如老化、失智或是中風損害腦組織，可能導致生理時鐘變不規則，此時睡眠週期就產生混亂，可能會有白天睡覺晚上清醒的情形，或每天睡眠清醒的時間不規律，很早就想睡又很早就醒來，生活作息和社交活動都會受到很大的影響。

老年人常罹患慢性疾病、精神疾病而服用藥物，有些藥物亦會影響睡眠。有些老人並沒有情緒障礙或其他身體疾病且未服用任何藥物，但仍然有失眠的困擾，有可能是如前所述，因為老化導致整體睡眠總時數變短以及熟睡期減少，或因生活形態改變如社交生活減少、白天體力消耗減少導致。

睡眠障礙的影響會使得老人在日間覺得疲勞，甚至有頭暈頭痛、肌肉酸痛、血壓增高等不適。要改善高齡長者的睡眠障礙，可先從養成良好睡眠習慣做起。規律的生活作息包括固定的活動

及就寢時間，減少白天臥床，多鼓勵老人外出曬太陽，可調控體內褪黑激素分泌，幫助調整睡眠生理時鐘以助睡眠。改善臥室環境，適當的通風、溼度，降低噪音，都能幫助入眠。若是身體、精神疾病與使用藥物是失眠的主因，就要尋求治療並選擇較不影響睡眠的藥物。

至於藥物治療方面，如果在其他非藥物治療方法效果不佳時，在醫師的指示下，短暫服用安眠藥仍為較佳的選擇，有些抗憂鬱劑也有安眠的效果，但切忌自行到藥房購買成藥服用，因為長者普遍有慢性疾病或器官功能不佳的狀況或合併內科用藥，藥物之選擇跟劑量仍需依醫師指示謹慎使用。現代醫療可以對老年人的睡眠障礙提供改善方針，千萬不要認為長輩睡不好是正常的老化現象而不求醫。

＼＼ 腦中風（腦血管疾病）＼＼

腦中風不僅是引起成人殘障的主要原因之一，根據2012年老年人十大主要死因資料顯示，腦血管疾病排名第三，僅次於癌症和心臟疾病。比起癌症來，中風的致病因子更為明確、也更容易預防，但仍高高盤踞十大死因的前三名，可見許多人對腦中風的防治到急救方法了解不夠。腦中風雖然是一種急症，看似突然發生，讓人措手不及，事實上卻是長期持續進展的疾病，所以身體健康、心血管無恙的人，發生中風的機會較低。相反的，如果有高血壓、高血脂、糖尿病等「三高」問題或冠心疾病者，控制不

佳便成為腦中風的高危險群。

中風主要是因腦部的血流受阻引起腦部某一區血管發生突發性狀況（可能為堵塞或破裂），無法供應腦部氧氣的需求導致該區的腦細胞因缺血而死亡損傷，結果造成該區支配的肢體發生機能障礙，若不即時接受有效的醫治，將會殘留中至重度殘障，需要他人協助，如餵食、穿衣、沐浴等等，才能完成基本日常生活活動，嚴重時可能昏迷或死亡。

腦中風的主要類型及常見病徵

腦中風的類型主要可分為下列三種：

1. **腦梗塞**：因血管或身體其他部位血液內的雜質或血塊，被血流沖落形成栓子，導致腦組織壞死和功能失調，常見有腦血栓症及腦栓塞症兩種。
2. **腦出血**：因腦血管破裂血液流入腦組織形成血塊壓迫腦組織，常見有腦組織內出血及蜘蛛膜下出血兩種。
3. **暫時性腦缺血發作（小中風）**：因暫時腦部缺血引起中風症狀，但一般在二十四小時內可完全恢復，不會留下任何後遺症。

中風的徵狀視乎發生病變的位置及其損害程度而定，個別患者會有不同的病徵。常見的病徵有：

● 嘴歪眼斜。

- 一側或兩側肢體無力、麻木。
- 意識模糊甚至昏迷。
- 言語不清、構音障礙、溝通困難。
- 語言功能障礙主要分為「有口難言」型,聽懂、看懂,但無法表達其意;一種是「答非所問」型,看不懂、聽不懂,會自言自語。
- 感覺異常。
- 吞嚥困難、流口水。
- 眩暈、嘔吐、頭痛。
- 步態不穩,運動失調。
- 大小便失禁。
- 視力障礙(複視、視力模糊不清、視野缺失)。
- 抽搐。
- 精神狀態的改變:情緒冷漠、躁動不安、記憶喪失等。

腦中風的治療

1.缺血性腦中風之急性治療:

經腦神經科醫師詳細評估,針對發作三小時以內的缺血性腦中風,可施予靜脈內血栓溶解劑溶解血栓。

2.介入性治療:

依據頸動脈疾病的嚴重度,可給予頸動脈內膜剝離手術或頸動脈支架置放術的治療,能有效治療頸動脈狹窄與預防中風的發生。

3.一般性治療：視病人的狀況，給予適當的治療：

● 藥物治療：抗血小板凝集藥物或抗凝血藥物（用於缺血性
　腦中風病人）、降血壓藥物、降血糖藥物、降血脂藥物、
　軟便劑、抗痙攣藥物、制酸劑及降腦壓藥物。

● 維持呼吸道通暢。

● 補充水分、維持電解質的平衡。

● 保持安靜，舒適的環境。

● 給予適當的飲食及維持大小便通暢。

● 預防抽搐、意外傷害及各種合併症（常翻身，避免壓瘡；
　小心餵食，避免肺炎發生等）。

● 腦壓過高有腦疝脫危險時，給予降腦壓藥物、氣管插管。

● 外科手術：視病情嚴重度及不同的中風型態，有些病人需
　接受進一步手術治療。

腦中風的危險因子及預防

　　中風患者腦部組織會有不同程度的受損或死亡，並對身體功
能造成不同程度的影響，包括身體活動、語言機能或理解能力
等，往往引起日常生活及自我照顧的問題。很多研究顯示，透過
減低引致中風的危險因素，可以減低中風機會。例如，中風與高
血壓密切相關，血壓太高會引起腦血管變硬、變脆，一方面容易
破裂，另一方面也易形成動脈硬化的硬塊而使血管狹窄，是栓塞
或出血型中風共有的危險因子。

　　高膽固醇會加速動脈壁上粥狀硬化斑塊的產生，糖尿病也會

產生血管的病變並加速動脈硬化。另外，曾經罹患心肌梗塞、心衰竭、風濕性心臟病、裝有人工瓣膜、心律不整者，甚至癌症及牙周病，也可能因為慢性感染、慢性發炎，讓血管容易硬化，都會增加中風的機率。

最危險的狀況是中風已經上身還不自知。有些短暫性的腦缺血，中風症狀會在一天之內完全緩解，譬如突然一隻眼睛看不見、耳朵暫時失聰、臉部失去表情，但一下子就好；這類眼中風、耳中風，或是被俗稱「小中風」，病人常常好了之後，就會掉以輕心。其實，中風沒有分輕重和大小，只要出現神經症狀，常暗示可能有更大的問題存在，需要立即處理。譬如頸動脈狹窄可以先以輕微症狀表現，如短暫一眼看不清楚，若不及時治療頸動脈狹窄，可能短時間就會發生嚴重中風。

因此，改善日常生活習慣預防中風，才是根本之道。

- 戒菸。
- 持之以恆作適當運動，保持心情平和。
- 保持均衡飲食，避免進食高膽固醇及高動物脂肪食物。
- 避免酗酒。
- 如患有高血壓、糖尿病、心臟病或曾患有中風者，必須定期檢查和接受適當治療，確保血糖或血壓處於正常範圍。
- 患有缺血性中風或心臟病，而又由醫生處方給予預防藥物的人士，應定期複診和服藥。

5 循環系統：
心臟疾病與高血壓性疾病

相關疾病：慢性腎臟疾病、腦血管疾病與視網膜疾病等

35~50歲預防心血管循環系統疾病，應從抗「三高」做起。「三高」就是高血壓、高血糖、高血脂，這三項指標可說是諸多疾病的根源，與心血管疾病有極高相關，其實不少人早就有三高問題，只是沒有自覺。因此，定期進行健康檢查以了解血壓、血糖等數值，是預防循環系統疾病的第一步。若是具有多項心血管疾病危險因子，更應多加注意。

心血管疾病危險因子：

- 45歲以上男性；55歲以上女性或停經後女性。
- 家族有心臟病或猝死病史。
- 高血壓。
- 糖尿病。
- 高血脂。
- 抽菸。
- 肥胖或少運動。

隨著血壓的長期升高，冠狀動脈心臟病（冠心病）、心肌梗塞、心臟衰竭及腦中風、腎臟病變等的危險性也愈高。高血壓是許多血管疾病的重要危險因子之一，但並沒有明顯的症狀，有時會出現頭痛、暈眩、肩頸僵硬、胸悶、呼吸不順等症狀。血壓是否持續偏高，應該經由一段長時間內多次測量血壓而得知，單獨一次量得血壓過高並不表示就有高血壓，最少要三次以上在不同時間內測得血壓都有升高情形，才能夠診斷為高血壓。高血壓分成本態性（原發性）與續發性高血壓兩種，本態性高血壓引發原因跟遺傳與不良的生活習慣、飲食偏好、壓力等環境因素有關，續發性高血壓則與疾病有關，某些藥物也會引發血壓升高。

高血脂就是指血中的三酸甘油或膽固醇含量過高，先天的遺傳因素與後天的飲食習慣（如攝取過多的飽和脂肪酸或膽固醇）及糖尿病、腎臟病、肝病等疾病因素，都會導致高血脂症。當血液中有過多不良脂質，就會沉積於血管壁內，經年累月，血管壁越來越厚、血管越來越狹窄，不只造成血流通過困難甚至血管阻塞，導致「血管硬化」，提高心絞痛、心肌梗塞、動脈瘤、腦中風、四肢末稍壞死等疾病的風險。

高血糖的症狀通常為多飲、多食、多尿、體重減輕，但評估標準是空腹時八小時抽血，血糖值高於126 mg/dl，或是經過口服葡萄糖耐受性測試、任意時間測定，血糖值高於200 mg/dl，才屬於高血糖。當血糖長期控制不佳時，可能引發高血糖症或低血糖症，此時便會出現糖尿病併發症。同時有高血壓與糖尿病的病人，非常容易出現心臟血管方面的併發症。因此，控制高血

壓、降低脂蛋白膽固醇及戒菸對這類病人特別重要。大部分的降
血壓藥物對有糖尿病之高血壓病人都很有效,雖然藥物會有些副
作用,但只要小心使用就可以將副作用降到最低。

﹨ 冠狀動脈心臟病 ﹨

　　冠狀動脈心臟病簡稱「冠心症」,也稱為「缺血型心臟
病」。血壓控制不良、高血脂、糖尿病的患者,或者家族有冠狀
動脈心臟病病史的人,是冠心症的高危險群。冠狀動脈供給心肌
需要的氧氣和養分。當心臟表面的冠狀動脈發生粥狀動脈硬化,
而引起冠狀動脈狹窄,血流量減少,心肌得到的氧氣和葡萄糖養
分減少,心肌細胞就會發生缺氧甚至壞死,因此才會稱為「缺血
性心臟病」。

　　冠心症的症狀有穩定性心絞痛,典型的症狀是感覺就像胸口
部位有壓迫感或不知該如何形容的不舒服,也可發生在左肩、上
腹部或左手臂內側,會在勞動或運動後、情緒緊張、天氣冷時感
到不舒服或疼痛,休息一下即緩解,時間短暫,大約持續數分
鐘,患者只要休息一下或口服舌下片(硝化甘油)後,症狀就會
緩解。但若是不穩定性心絞痛,發作的頻率則會增加,胸痛的時
間延長且更加疼痛,口服舌下片可能無效。此時一定要趕快就醫
治療。

　　典型的症狀是診斷最重要的依據,對於有典型胸痛的病人,
醫師會安排抽血、靜態心電圖、運動心電圖、心臟超音波或心臟

核子醫學掃描等檢查。若屬於高危險群的病人則建議做心導管檢查，以確認嚴重程度並規劃治療的方式。最基本的治療是要降低冠心病的危險因子、給予適當的藥物治療，必要時進行心導管手術並實施冠狀動脈血管擴張及支架置放等治療。若血管阻塞過於嚴重，則可能須考慮冠狀動脈繞道手術的治療。

冠心病的病人要避免激烈的運動、戒菸、不要吃太飽、還要避免便祕、情緒激動、緊張和熬夜，天氣寒冷時要保暖、洗澡水溫度不可太高，要隨時攜帶舌下片，以備心絞痛發作時應急用，並且記得定期服用藥物及回診檢查。遇到比平常心絞痛還要厲害的胸痛，或會盜汗、呼吸困難、虛弱、眩暈、臉色蒼白、噁心、嘔吐等症狀時，要立即就醫，不要猶豫，以免耽誤治療的黃金期。

◢ 心肌梗塞 ◣

之前提到冠心病的典型症狀有穩定性心絞痛，其實還能引起患者警覺，及早就醫診斷治療。比較可怕的是突然發作的急性冠心病，些微堵住的血管，萬一在某個時間突然斑塊破裂而形成血栓阻斷血流，心臟會發生嚴重缺血或缺氧壞死，就會造成急性心肌梗塞甚至致命性的心律不整。許多急性心肌梗塞患者發作前不知道自己有心臟病，所以冠狀動脈疾病風險高的患者，必須進行定期健康檢查。

心肌梗塞發作時，心臟悶痛的感覺會比心絞痛更為劇烈，且

常持續30分鐘以上，再怎麼休息也難以改善。因此，一旦突然發生胸口悶痛、冒冷汗、臉色蒼白、四肢冰冷、噁心嘔吐、胸悶痛擴及左肩、左前臂、頸部、下巴等，且休息仍無法解除症狀，最好盡快就醫。若併發致命性的心律不整導致昏迷時，應該盡快施行CPR（心肺復甦術）並立刻送醫，愈早送醫，復原的機率越高。老年人比較需要注意的是疾病發作的症狀較不典型，稍不注意就會延誤就醫，像急性心肌梗塞，年長者以胸痛表現者不到一半，反而可能出現呼吸困難、昏厥、腹痛等症狀。

通常送醫後，醫師會立刻做心電圖檢查，並迅速評估是否需馬上做心導管手術。若真是心肌梗塞，則能在胸痛開始的3小時內送醫治療最好，醫師會在患者到院的90分鐘內疏通阻塞的血管、在心導管引導下進行氣球擴張術或支架放置術等；如果醫師評估尚不急著做心導管手術，但仍高度懷疑有心肌梗塞的可能，則會先送到加護病房觀察。

╲ 心臟衰竭 ╱

心臟的功能是將血液運送至全身器官及組織，當病人心臟結構發生問題，以致無法提供器官組織代謝所需的血量及氧氣，就是心臟衰竭。這些患者常發生的症狀，包括呼吸困難、咳嗽、腦部缺氧、下肢水腫、食慾減少。高血壓、冠心病等造成長期的心臟負荷，會造成心臟擴大、心臟肥厚、心臟功能異常。其他非心臟病因素，例如肺病、甲狀腺疾病、貧血、酒精、藥物等亦可引

致心臟衰竭。

心臟衰竭的患者，活動時會有呼吸困難的情況，較嚴重者平躺時也會感到呼吸困難，需坐起身或墊高枕頭才有辦法改善緩解，或者發生陣發性夜間呼吸困難，在睡夢中容易因呼吸困難而醒來，呼吸較費力且有喘鳴聲，需坐起身或大量呼吸新鮮的空氣緩解。心臟衰竭會讓心臟的血液輸出量減少，而使腦部血流不足，導致大腦功能受抑制，造成失眠、頭暈甚至焦慮不安、記憶力受損等症狀。至於下肢水腫、食慾減少的症狀，是因為心臟衰竭會導致體內的鈉離子滯留，使得多餘的水分停留體內，而身體水分滯留除了增加心臟負擔，同時也會造成下肢及腹部水腫，然後因腹部水腫影響患者食慾。

由於發病時，身體活動會受影響，可在急性期過後，依醫師指示逐漸增加適當的運動量。日常飲食中要限制液體及鹽分的攝取，為了控制心臟衰竭疾病，限制鈉攝取量非常重要，食物中的鹽分一天勿超過3~5公克（約1小匙），水分攝取也以1000~1500cc為限，以免加重心臟負荷。若有呼吸困難時，可依醫師指示使用氧氣。治療方式除了服用藥物，部分瓣膜性心臟病及缺血性心臟病所導致的心臟衰竭，可考慮採心導管或外科手術治療。家屬最好也學習心肺復甦術，以因應病人突發狀況時，可以進行初步的急救。

在日常活動上的調整，心臟衰竭輕度者可以照常作息，繼續工作或其他活動，適當休息外也適量活動，並保持心情愉快，不要太勞累。不過，如果是勞力性的工作則應避免，也避免出入太

冷太熱、溫差太大、空氣不好的環境。心臟衰竭嚴重者則應臥床休息，以減少心臟的負擔，如有呼吸困難的情形，除了依醫師指示使用氧氣外，可將床頭搖高、運用枕頭墊高或利用床旁桌伏趴休息，如症狀持續未改善時，應立即就醫。

在飲食方面，宜少量多餐、採低膽固醇、低鹽飲食，控制飲食，維持理想的體重。體重過重的病人，應減少三餐的飲食量、限制醣類與動物性油脂的攝取，以減輕心臟的負擔。也要避免過於乾燥及高鈉食品，忌吃罐頭及香腸、肉等加工食物或醬菜等醃漬物，以避免因高鹽分的食物而增加水分的攝取。

6 呼吸系統

相關疾病：腦血管疾病與心血管疾病

　　我國2012年十大死因中與呼吸系統相關疾病就有肺癌、肺炎、及慢性下呼吸道疾病。前述三項疾病的老年人口死亡率，又約為全國人口死亡率的8倍之高。

表6.1　2012年台灣每十萬人口疾病死亡率

		肺炎	慢性下呼吸道疾病	肺癌
總數	65歲以上	328.1	231.0	229.8
	全國	40.0	27.2	36.9
男	65歲以上	421.0	361.6	329.9
	全國	49.4	40.2	48.3
女	65歲以上	244.8	114.0	140.2
	全國	30.6	14.1	25.5

（單位：每十萬人口）

∖ 肺炎 ∕

西方諺語說，肺炎是老人之友，亦即年長者發生肺炎的機率較高。我國2012年死因統計，全國人口肺炎死亡率為每十萬人口40.0人，但65歲以上則劇增為每十萬人有328.1人死於肺炎，65歲以上男女肺炎死亡比為1.72。

肺炎是由致病原入侵下呼吸道引起肺實質的發炎反應，而肺實質即是肺內可進行氣體交換的部分。患者除了發炎引起的發燒、咳嗽、濃痰外，嚴重者還會有呼吸困難、缺氧、心跳加速、甚至休克、昏迷，以致呼吸衰竭。

肺炎一般常見的感染病源多為細菌，當然也會有病毒及黴菌等病源引起的非典型肺炎。臨床上常以肺炎發生的場所來區分，例如社區型肺炎（Community-acquired pneumonia）、院內型肺炎（Hospital-acquired pneumonia）、呼吸器相關肺炎（Ventilator-associated pneumonia, VAP）、醫療照護相關肺炎（Healthcare-associated pneumonia, HCAP）等。臨床上的區分，其實是因不同種類肺炎的常見病原菌差異頗大。臨床上會依照不同的肺炎分類來選擇不同的抗生素及治療策略。

年長者因為高齡免疫力較差，同時可能會有其他慢性共病症（co-morbidities），如糖尿病、慢性呼吸道疾病、中風或其他神經肌肉疾病，較其他年齡層更容易感染肺炎，死亡率也較高。舉例來說，臨床上用來評估社區型肺炎嚴重度的肺炎嚴重度指標值（pneumonia severity index, PSI），積分越高表示越嚴重；其中

男性年齡計分是以實際年齡計分，如70歲長者單是年齡就已經得
到70分，再加上年長者常有的共病症，總積分遠大於70分，而70
分以上就必須考慮住院治療，代表年齡越大罹患肺炎嚴重度就越
高！

表6.2　肺炎嚴重度指標值（pneumonia severity index）

測量計分項目	分數
年齡	男性=年齡，女性=年齡減10
病患來自療養院	+10
惡性腫瘤	+30
慢性肝疾	+20
心血管疾病	+10
腦中風	+10
慢性腎疾	+10
神智不清	+20
呼吸＞30次／分	+20
收縮壓＜90 mmHg	+20
體溫＜35℃或≥40℃	+15
心跳≥125次／分	+10
動脈酸鹼值＜7.35	+30
尿素≥30 mg/dl	+20
血鈉＜130 mmol/L	+10
血糖≥250 mg/dl	+10
血容比＜30%	+10
PaO2＜60 mmHg	+10
肋膜腔積水	+10

※總分 ≤70：門診治療；71~90：門診或住院治療；91~130：住院治療；＞130：考慮
　收住加護病房。

肺炎一般預防原則

年長者仍應維持適當運動及均衡飲食，適當攝取蛋白質及維生素，以增強自身健康狀況及免疫力；日常生活避免到擁擠不通風的場所。嚴重吞嚥功能障礙者或意識不清的年長者，需維持良好口腔衛生及慎重考慮使用鼻胃管或胃造瘻餵食，以避免發生吸入性肺炎。除此之外，所有年長者如無禁忌症，都應該按時施打肺炎疫苗及流感疫苗，以預防社區型肺炎。

肺炎治療方式

除了以適當的抗生素控制感染為主要治療，必須同時處理如發燒、咳嗽等症狀，並預防、監測及治療呼吸困難等肺炎可能的併發症。必要時需使用氧氣、化痰藥、止咳藥、支氣管擴張劑，甚至入住加護病房接受如人工呼吸器等重症治療。

慢性阻塞性肺病

慢性阻塞性肺病（COPD）是一種慢性系統發炎疾病，其特徵為持續的呼氣氣流受阻，常具漸進性且伴有肺臟及呼吸道對有害微粒或氣體的慢性發炎反應。慢性阻塞性肺病病人呼氣氣流受阻乃是由小呼吸道疾病（阻塞性細支氣管炎）和肺實質破壞（肺氣腫）所共同導致。慢性阻塞性肺病，也是屬於年長者的疾病，年長者的疾病死亡率每十萬人口為231.0人，男女比為3.17，遠高於全國的平均慢性阻塞性肺病死亡率每十萬人口27.2人。有學者

更進一步指出慢性阻塞性肺病其實可視為一種肺臟加速老化的疾病。

慢性阻塞性肺病的危險因子

慢性阻塞性肺病導因於累積數十年的危險因子暴露，其盛行率通常與吸菸的盛行率直接相關，另外在許多國家室外、職業性或室內（如燃燒木材與生物燃料）所造成的空氣汙染也被證實是慢性阻塞性肺病的危險因子。年齡老化本身亦是慢性阻塞性肺病的危險因子之一，呼吸道及肺實質組織老化後的情形也與慢性阻塞性肺病造成的結構改變十分相似。

慢性阻塞性肺病的預防與治療

首先得戒菸！不吸菸或戒菸是預防及治療慢性阻塞性肺病的第一步。戒菸可以減緩肺功能惡化趨勢。其次，年長者應特別維持適度運動及均衡營養。除此之外，所有年長慢性阻塞性肺病患者，都應按時施打肺炎疫苗及流感疫苗。臨床治療可區分為藥物治療及非藥物治療：

藥物治療

1.**支氣管擴張劑**：包含抗膽鹼藥物，超長效、長效及短效乙二型交感神經刺激劑。

2.**類固醇**：建議使用吸入劑型，急性發作時可使用口服或針劑。

3.**其他藥物**：包含茶鹼、祛痰藥物、止咳藥等。

非藥物治療

1. **肺部復健**：可改善呼吸道症狀。

2. **氧氣**：長期低血氧或因疾病惡化出現低血氧病人建議使用。

3. **呼吸器**：用於急性或慢性呼吸衰竭病人。

治療方式將因疾病嚴重度及醫師判斷後之建議而有所差異。

≫ 肺癌 ⫽

　　截至2012年，癌症已連續31年為國內十大死因之首。2012年65歲以上男性肺癌死亡率為每十萬人口329.9，女性則為每十萬人口140.2，男性約為女性死亡率的2.35倍，均遠較全國肺癌每十萬人口36.9死亡率高出許多。

　　組織型態分類上，肺癌可分為小細胞肺癌及非小細胞肺癌，小細胞肺癌約佔15%；而非小細胞肺癌可再分為鱗狀上皮癌及肺腺癌。目前以肺腺癌最常見。

肺癌致病機轉

　　吸菸是最為人熟知的危險因子，可增加約10倍罹病風險，易引起小細胞肺癌及鱗狀上皮癌。特別是女性若吸菸，其罹患肺癌的機會高過男性。其他如空氣污染物，建材使用花崗岩所含的氡、砷、石棉等，均為已知的肺癌致癌物。

　　此外，遺傳基因在肺癌亦佔有重要角色。家族史中有兩位

（含）以上罹患肺癌者，罹癌率為一般人的五倍到七倍。

肺癌預防方式及治療方式

肺癌的預防及治療，首重不吸菸、戒菸，還有避免接觸二手菸。吸菸除了是肺癌發生的危險因子外，已知罹患肺腺癌病患中，非吸菸族群的治療效果明顯優於吸菸族群。

目前證實多吃各種綠葉蔬菜和蕃茄對預防肺癌有明顯保護作用。其他蔬菜中所含的葉黃素、茄紅素和吲哚及其他成分對人體有抗癌作用，亦有學者發現十字花科蔬菜（如油菜、青花菜、大白菜、甘藍、花椰菜等），對肺癌有明顯防護作用。流行病學研究，飲食和血漿中胡蘿蔔素含量和肺癌發生率呈負相關，而動物實驗中也觀察到胡蘿蔔素可以抑制癌變，但仍不提倡過量補充。

如同其他癌症，肺癌以分期代表肺癌嚴重度，而不同期別的治療方式也有所不同。初期肺癌治療仍以手術切除為主，晚期則考慮以放射治療或是化學治療為主。目前火紅的標靶藥物，主要用於治療肺腺癌。目前提倡的個人化治療，乃配合臨床分期，基因檢測結果，病人身體狀況，由醫師與病人討論後，選擇最適當的治療方式。

7 消化系統：腸胃肝膽胰等器官

相關疾病：糖尿病、惡性腫瘤等

　　消化系統包括腸胃肝膽脾胰等重要器官在內，主管身體營養的消化吸收乃至於廢物的排泄等重要機制，消化系統重症當中，以肝癌、肝硬化等慢性肝臟疾病最受矚目，然而，近年來大腸癌有逐漸升高的趨勢，二十年來發生率增加一倍，根據衛福部全國癌症死亡原因統計，2010年、2011年大腸癌、肛門癌更高居癌症死因第3位，下消化道癌症成為50歲以上國民不得不注意的健康問題。

　　在消化系統中，我們攝取的糖分及澱粉可以經胃腸的消化變成葡萄糖，葡萄糖進入血液中，成為身體主要的能量來源，而肌肉或其他組織利用葡萄糖，必須有胰島素的存在。胰島素由胰臟分泌，如有足夠的胰島素分泌，葡萄糖就能用來產生能量或轉變成肝醣，貯存在肝臟，預備以後當作能量使用。如果胰島素分泌有問題，就會造成糖尿病發生。

∖ 糖尿病 ⁄

　　糖尿病的發生原因，是胰臟無法產生足夠的胰島素（第一型）或是身體對胰島素的反應有問題（第二型）。糖尿病造成的血糖值失衡，如果沒有良好控制，會造腎臟、心臟、視覺與神經等器官或系統的長期損害，因此必須多加留心。第一型的糖尿病，可能是體內的免疫系統問題，使得免疫系統製造了某些物質對抗胰臟分泌胰島素的細胞，細胞遭破壞後就無法分泌胰島素了，多為先天患者。而第二型糖尿病患者，多半在40歲之後發現身體對胰島素的反應有問題，一樣會造成血糖升高，但可能只要透過飲食控制及規則運動就可以控制血糖，當生活習慣改善後仍不能達到控制時，就需要口服降血糖藥物或施打胰島素來控制了。糖尿病最常見的症狀是三多：多吃、多喝、多尿，可能會出現體重減輕現象，易受感染，傷口不易癒合。此外，部分婦女會發生外陰部搔癢的症狀，因尿中含糖太多刺激外陰部。

糖尿病併發症

　　雖然糖尿病是可以控制的慢性疾病，但較致命的影響是其他併發症。這些併發症主要影響心臟、眼睛、腎臟及神經，器官或組織的小血管會因為糖尿病而產生病變，尤其是年齡漸長後，問題越加複雜。例如糖尿病患者得心臟病的機會是一般人的兩倍，因為這類患者的血管壁比普通人更容易堆積脂肪和膽固醇，阻礙血液供應心臟，所以較容易造成心臟病發作。醫界甚至視長年糖

尿病患者為潛在的冠狀動脈心臟病患者，所以，糖尿病患者要盡量減少高血壓、高血脂症等其他的危險因子，以降低罹患心臟病機率。

糖尿病所造成的神經損害可以使腳部、腿部及指頭的感覺變遲鈍，因此病人可能會忽略腳部的細小傷口，直到傷口變得嚴重或發炎時才會注意到。另外糖尿病可造成周邊大血管的病變，使腳部的血流變差，造成腳部的傷口難以癒合。由於糖尿病形成的神經病變及周邊血管病變，使得糖尿病患者足部截肢的機會大為增加。糖尿病神經病變有時可以造成足部及腿部劇烈的疼痛，止痛藥及一些抗憂鬱劑可以用來減輕疼痛。糖尿病神經病變也可影響到內臟的神經，造成許多內臟器官的問題，例如引起消化障礙或影響到男性性器勃起的功能等。另外，糖尿病可能引起嚴重的腎臟病變與視網膜病變，將會在接下來的章節詳細介紹。

糖尿病患者日常生活注意事項

糖尿病患者的日常飲食，應該採取定時定量、少量多餐的原則，以避免血糖暴起暴落。另外宜採取均衡飲食，並食用未加工的豆類、水果、蔬菜高纖維食物，可避免血糖急遽上升，藉以穩定血糖濃度。以下為詳細項目。

- 攝取碳水化合物，應有50~60％的熱量來自碳水化合物。攝取適量蛋白質，應佔總熱量的12~20％以上。
- 多吃纖維食物。
- 減少脂肪攝取量。減少膽固醇量。

- 使用代糖。謹慎使用果糖。

- 少量多餐。

- 限制酒精用量，每週不喝超過60cc的烈酒；90cc的蒸餾酒；240cc的葡萄酒或720cc的啤酒。低熱量啤酒及不甜的葡萄酒較適合糖尿病患者。將酒精視為脂肪。

- 控制體重。

- 定期運動。特別是運用大肌肉，如手臂及腿，重複做有規律移動的運動最適合糖尿病患者。

- 勿從事舉重或需要用力推拉的運動。

- 照顧牙齒，維護口腔清潔，定期檢查牙齒，使用牙線。配戴咬合適當的假牙。

- 定期驗血。血糖過低或太高都要請教醫生。

- 使用成藥應請教醫生。

- 受傷時必須送醫治療。

- 定期檢查足部，保持乾淨清爽，將指甲修短，盡速治療香港腳等疾病，冷天保暖，穿著舒適的鞋子，一定要穿襪子。注意足部的情況，由於糖尿病會減低疼痛的感覺，所以可能未察覺足部已受傷，而導致嚴重的後果，甚至遭到截肢的命運。

＼ 肝癌、肝硬化與慢性肝炎 ／

與肝臟相關的疾病當中，慢性肝炎與肝硬化在全國十大死亡

原因當中年年上榜,肝與肝內膽管癌也在十大癌症死因當中排名第二(僅次於肺癌)。國內的肝癌主因,主要與B型肝炎及C型肝炎等病毒有關,此外,環境中的致癌物質(例如遭污染的食物)、酗酒、藥物及毒物引起之肝壞死或肝硬化等,也是重要的原因。

肝臟有如我們體內的化學工廠,能夠製造白蛋白(Albumin)、免疫球蛋白(Immunoglobulin)、凝血因子(Coagulation factor)及許多人體需要的元素,也製造及分泌膽汁幫助消化,更能將入侵的病原體及毒物清除。因為肝臟本身沒有痛覺神經,不容易有疼痛的感覺;而且肝臟的再生能力、儲備能力都很強,只要發揮25~30%的功能,就能維持正常運作功能。除了急性肝炎之外,60~70%的肝炎都沒有症狀,較嚴重的肝病患者或是肝炎急性發作的人有時可能會有疲倦、食慾不振、噁心、嘔吐、黃疸等症狀。年長者受到老化的影響,肝的耐受力大幅降低,若不注意保護會容易生病。另外,銀髮族較易發生藥物性肝炎,比其他年齡層患者更明顯。

常見的肝臟疾病

1. **急性肝炎**:不少病毒與藥物都會引起肝臟急性發炎,像是病毒性肝炎、抗結核的藥物。此時病患除了感到疲倦外,常伴有黃疸、茶色尿、食慾不振與噁心嘔吐等症狀。

2. **慢性肝炎**:國內引起慢性肝炎最常見的原因是病毒性的B型肝炎與C型肝炎,其嚴重度依病人與感染的時期而有所

不同，有些患者發炎程度輕微，常在接受健康檢查時才發現。如果常覺得疲倦乏力、偶爾伴有黃疸的症狀，通常是較嚴重的情形。更嚴重的肝硬化患者，則會併發腹水、脾腫，甚至肝昏迷、消化道出血的症狀。

3. **非病毒性肝炎**：酒精性肝炎、藥物性肝炎這些並非由病毒引起，而是由其他因素造成的肝臟發炎。例如酒精性肝炎是因大量酗酒引起，因為酒精本身會直接或間接破壞肝細胞，抑制肝細胞合成白蛋白，導致肝的纖維化，甚至會併發肝硬化或肝癌。常見引起藥物性肝炎的藥物有抗生素類、解熱鎮痛劑類、抗結核藥類、神經系統疾病用藥類、代謝性疾病用藥類及類固醇類。而老年人肝細胞活性慢，對藥物代謝能力降低，藥物由腎臟排出時間較長，增加血中藥物濃度，容易蓄積在肝臟造成直接傷害。

4. **脂肪肝**：在以往都認為「脂肪肝」不會形成慢性肝臟疾病，但經過長期追蹤脂肪肝病人發現，這些病患也會有肝炎及肝硬化的病變。形成脂肪肝的原因較為常見的包括有肥胖、糖尿病、長期酗酒以及藥物性肝炎。當肝細胞內含脂質蓄積超過肝重量的5%可稱為「脂肪肝」。如果脂肪肝患者是肝炎病毒帶原者或是長期多量飲酒者。容易出現發炎反應。

5. **肝內結石、膽道結石或膽結石**：65歲以上的長者需要注意膽石症問題。膽石症依被發現的位置分類，發生在肝臟內膽管的為肝內結石，發生在總膽管內的為膽道結石，發生

在膽囊內的為膽囊結石。膽結石依成分分為膽固醇結石、膽色素結石以及混合結石三種，銀髮族則以含膽色素的膽囊結石為主。膽囊結石會發生膽囊炎，急性發作時，出現腹痛、發燒及黃疸。嚴重合併症有肝衰竭、敗血症及急性胰臟炎，致死率高。慢性膽囊炎症狀不明顯，通常只會感到腹痛及消化不良，但會造成膽囊壁增厚、鈣化，長期下來可能會變成膽囊癌。肝內結石主要是造成肝臟內的細膽管的發炎、狹窄及阻塞，連帶造成周圍的肝臟發炎及硬化，也會造成細菌感染及敗血症。

6. **肝癌、膽管癌或轉移到肝臟的其它癌症**：肝癌常合併B型、C型肝炎或是肝硬化，因此有慢性病毒性肝炎的人都需做定期的檢查。無論哪一種肝炎如果變成慢性肝炎，就要特別小心定期追蹤檢查。因為長期反覆發炎的結果，會在肝臟留下許多結節（就像皮膚受傷留下的疤痕），結節如果太多，原本柔軟的肝臟就慢慢硬化。B型肝炎的發展，大多在30歲以後發病，40歲以後出現肝硬化，50歲以後肝癌產生，所以在6、70歲時，肝炎的合併症都已陸續發生。另外在台灣地區約有2~4%的人感染C型肝炎，並且隨年齡增加，罹患慢性C型肝炎的機會也增加，而且發現時已有肝纖維化或硬化的情形也較多。因此，預防肝癌最重要的是靠定期追蹤檢查。膽管癌是發生在肝臟排放膽汁的膽道內，症狀與肝內結石相似。與病毒性肝炎無關。雖然少見，但容易被忽視。常見癌症轉移到肝臟的腫瘤，

在腸胃道有大腸癌、胃癌、食道癌、胰臟癌等，其他如乳癌、卵巢癌、皮膚癌、腎臟癌及肺癌。在發現這些癌症後，追蹤治療時，一定要定期檢查肝臟。

7. **年長者特有的肝膽疾病**：有原發性膽汁鬱積性肝硬化（Primary biliary cholestatic hepatitis）、自體免疫肝炎（Autoimmune Hepatitis）。原發性膽汁鬱積性肝硬化是由於自體免疫變化，破壞肝內微細膽管，造成肝細胞製造的膽酸無法排出，累積在肝細胞內，形成肝炎及肝硬化的病變。自體免疫肝炎是自己的免疫系統破壞肝細胞，造成肝炎。血鐵沉積症是基因發生突變，患者消化道吸收鐵的蛋白調節失控，吸收大量鐵質，造成身體組織大量沉積鐵質，導致心臟、肝臟、內分泌及關節損傷。

不同傳染途徑與發作型態的肝炎病毒

1. **「經由飲食感染」型**：A型與E型肝炎經由飲食感染，早期國內飲食衛生習慣不佳，所以A型肝炎盛行，但近年來隨著環境改善，A型肝炎比較少見了。E型肝炎跟A型肝炎同樣是經由飲食傳染，但多半是從國外疫區感染帶回。A型、E型肝炎與B、C、D型肝炎最大的不同是，A、E型肝炎病毒只造成急性肝炎，不會演變成慢性肝炎。

2. **「經由血液體液傳染」型**：B、C、D型肝炎是慢性肝炎最主要原因，皆是經由血液或體液傳染的。例如刺青、穿耳洞時，如果器械消毒不完全，就有可能受到感染。D型

肝炎病毒較特別，需要有B型肝炎表面抗原的配合，才具有感染力，最主要的兩大傳染途徑是多重性伴侶和毒癮患者共用針頭。

大腸癌

國健署統計顯示，二十年前，國人每年大腸癌新增約三千多人，發生率每十萬人口約20人；現今每年約新增一萬人，發生率每十萬人口40人左右，20年來發生率增加1倍。

此外，根據衛生署全國癌症死亡原因統計，2010年、2011年，大腸（結腸直腸）癌、肛門癌更高居癌症死因第3位。

大腸直腸癌的發生跟年齡老化及家族史有極大的關係，以台灣來說，絕大多數的大腸直腸癌的患者為中老年人。另外，有大腸息肉症候群家族史的人，也是大腸直腸癌的高危險群，若不治療，到了30歲之後通常會變為大腸癌。其次是，遺傳性非息肉性大腸直腸癌的患者也是高危險群，這類病人並沒有多發性息肉症，但有大腸癌的家族史，且發病年齡早，並可能合併其他部位的癌症，像是卵巢癌、子宮內膜癌、胰臟癌及胃癌。

大腸癌的發生原因

除了上述的年齡與遺傳基因有關外，飲食西化也是危險因子之一。現代人飲食習慣西式化，食用蔬果比例低，攝取太多肉、油脂。由於攝取太多肉類（尤其是紅肉），吃進去的脂肪被消化

吸收後，有可能引發動脈硬化及高血壓，而沒有被吸收掉的脂肪會順著血流跑到大腸，經細菌分解後產生短鏈脂肪酸，這會導致細胞生長產生變異，有研究認為，大腸癌可能是如此引發的。

然而，大腸癌初期症狀不明顯，所以很難有警覺，加上民眾對於大腸癌的篩檢不熱衷，所以，臨床上發現時大多為第三期或末期了，通常出現排便習慣改變、貧血、腹痛等症狀時，至少已是第二期。想要早期發現，就得靠糞便潛血檢查及大腸鏡等篩檢工具。

大腸癌的篩檢與預防

大腸癌早期發現早期治療的治癒率很高，為了替自己健康把關，建議民眾只要滿50歲以上，最好每兩年做1次糞便潛血檢查，若檢驗結果為陰性，仍應持續每兩年接受1次糞便潛血檢查；若檢查結果為陽性，最好接受大腸鏡檢查確診。若本身為高危險族群，例如家中有人罹患大腸癌、大腸息肉等，更應接受大腸鏡檢查，且要定期追蹤。

臨床觀察也發現，很多大腸癌病人體型偏胖，且常合併高血糖、高血脂、高血壓等三高問題，這些都與不良的生活及飲食習慣有關。所以，要預防大腸癌，要從飲食及生活習慣上徹底改變。飲食上應減少攝取肉類等高脂肪食物，避免油炸、煙燻、燒烤、醃製、辛辣食物，多攝取富含纖維素及維他命的新鮮蔬菜、水果，同時保持運動，維持理想體重，養成正常排便習慣，避免便祕。

表7.1　大腸癌的篩檢建議

狀況	建議
無危險因子、無症狀者	50歲以上民眾每兩年做1次糞便潛血檢查，若呈陽性應加做大腸鏡檢查。也可直接做大腸鏡檢查。
有大腸癌家族史及大腸相關遺傳疾病者	定期做大腸鏡檢查。
排便習慣突然改變、大便有血或黏液、常有解便解不乾淨感	盡快就醫，由醫師詳細檢查，必要時安排大腸鏡檢查。

8 泌尿系統：腎臟與泌尿道疾病

相關疾病：心血管疾病、糖尿病

　　一般狀況下，成人每天的排尿量大約是1500cc（因應各人水分攝取量有所不同），大概要尿尿7次或以下不等，排尿時也不會讓人感到不適。成人的膀胱儲尿量為350cc左右，通常膀胱裡有150~200cc的尿量時就會產生尿意，等到積蓄300~350cc左右的尿量時，就開始覺得尿急了。因此，當疾病或其他因素造成膀胱縮小、尿道阻塞時，就會引發頻尿、急尿的問題，例如泌尿道感染，因為膀胱神經及肌肉受到細菌感染影響，容量變得小，需要常常排尿，患者也不太能忍尿，或因為膀胱壁發炎，排尿時會感到灼熱疼痛，嚴重的甚至會出現血尿。

　　有許多因素會造成排尿障礙。曾患中風、脊椎退化或受傷、腦部受傷者，因為神經病變，造成膀胱會過度反射或敏感，導致尿液不到100cc就忍不住了，這種情形也會造成尿量變少或頻尿；周邊器官發生腫瘤，像是直腸癌、子宮頸癌等，進行手術時周邊神經受到影響，這時也會造成膀胱收縮不佳，排尿不順暢。另外，攝護腺肥大或尿道狹窄皆會產生膀胱解尿不乾淨、餘尿增

加，導致患者有效膀胱一下就漲滿了、經常得跑廁所。因為可能因素很多，必須透過醫師檢查診斷，才能找出改善方法。

∖∖ 泌尿道感染症 ∕∕

泌尿道感染症的範圍，包括最上端的腎臟腎盂，到輸尿管、膀胱與最末端的尿道等器官組織，因受到外來的微生物（例如細菌）侵入而感染，絕大部分的細菌是由尿道出口進入而引起的，輕則造成膀胱炎，重則還可能繼續順著輸尿管向上感染，造成嚴重上泌尿道感染、腎盂炎等腎臟疾病。在女性，因為人體尿道出口離會陰部很近，上面本來就有從肛門口來的腸道細菌附著，所以有機會進入不遠處的尿道入口，再往上逆行至膀胱或輸尿管。不過，只要有正常排尿，排空膀胱，就算細菌進入，也早在發生影響前就被排掉了，沒機會造成感染。對於女性而言，因為尿道較短的生理構造因素，尿道入口離外陰部及會陰部都比較近，所以感染比男性特別容易受腸道細菌侵入感染。

由於泌尿道感染的細菌都是由尿道進入再伺機向上提昇，所以最有效的防治方法，就是多喝水以正常排尿，有尿意時就去排尿，減少細菌停在膀胱內的時間；上完大號後擦拭方向要由前往後，才不致於把肛門來的腸內菌帶到尿道口會陰部，或者大便之後清洗會陰部。

萬一已經感染了，以三至五天口服抗生素再加上多喝水，其實就能治療大部分的下泌尿道感染，不會留下後遺症。一旦經醫

師診斷得到上泌尿道感染，常會合併發燒與腰痛，一般建議住院治療，因為採用注射抗生素治療較有效，同時也必須評估菌血症及敗血症的危險性，如果罹患較重度的上泌尿道感染時，必須施行X光、超音波檢查來判斷疾病侵犯程度和範圍（例如是否影響腎臟組織），才能有效治療。

泌尿道結石

腎結石、輸尿管結石、膀胱結石與尿道結石等泌尿道系統的結石問題很常見，尤其是在外工作歲的中年或年長男性，更須注意這個問題。

泌尿道結石的症狀

泌尿道結石最一般的症狀是血尿，其餘症狀因結石部位不同各有些許差異，腎結石通常沒有什麼症狀，偶爾會覺得腰酸，一旦結石卡在細小的輸尿管，就會產生劇烈的腰痛（腎絞痛），有時甚至會合併噁心嘔吐的症狀；膀胱結石除了血尿之外，還會發生突然解尿時解不出的尿路阻塞問題，萬一尿路結石合併感染引發腎盂腎炎，會有發燒與寒顫等感染現象產生。泌尿道結石的原與體質和飲食有關，不過，有泌尿道感染、有家族尿路結石病史、副甲狀腺機能亢進、曾有尿路結石者、無適度運動、暴飲暴食、常坐辦公桌不喜歡攝取水分者，都是罹患尿路結石的高危險群。

泌尿道結石的防治

對於泌尿道結石，治療上有不同的處理方式，像是小於2公分腎結石，一般採用低侵襲性的「體外震波碎石術」，大於2公分或者較複雜的結石，就必須進行手術；輸尿管結石與膀胱結石，則需以泌尿內視鏡經由尿道逆行，將石頭擊碎後取出。而尿道結石是復發率很高的疾病，所以，若曾患有這種疾病，要定期進行尿液常規檢查、腹部X光攝影或超音波檢查外，飲食方面要多喝水，讓排尿正常並避免泌尿道感染，也要控制攝取容易造成尿路結石的食物，像是高草酸、高嘌呤、高鹽與過量的蛋白質食物。而小於0.4公分未合併腎水腫之尿路結石，可多喝水並觀察，這種情形有95%的機會能自動排出。

表8.1　容易造成尿路結石的食物

高草酸食物	高嘌呤食物
茶、咖啡、可樂、啤酒、小紅莓汁、地瓜葉、椰子、扁豆、菠菜、芹菜、韭菜、青椒、茄子、甘藍菜、柑橘、葡萄、番茄等	鯷魚類、小魚乾、沙丁魚、內臟（心、肝、腎、腦、脾、腸）、肉汁、香腸、香菇、洋菇、蘆筍、豆類、養樂多、發酵乳、健素糖、雞精、干貝、蛤蜊、草蝦、蚌、發芽豆類、紫菜。

╲ 攝護腺相關疾病 ╱

常見的攝護腺相關疾病有良性攝護腺肥大症（攝護腺增

生）、攝護腺炎及攝護腺癌，其中，攝護腺肥大是中老年男性相當常見的泌尿科疾病，由於攝護腺將膀胱與尿道連接的地方整個包起來，所以攝護腺若發生問題通常會影響到排尿的順暢，50歲以上男性近半數會出現排尿困難、頻尿、夜尿等種種症狀，隨著年紀愈大，症狀就更明顯。

攝護腺肥大症的症狀及治療

當攝護腺肥大症發生時，長期尿解不乾淨的結果就會引發嚴重的泌尿道問題，例如膀胱結石、膀胱炎、血尿等症狀，甚至膀胱因為長期處於脹滿的狀態下，引發兩側腎臟阻塞性水腫，進而影響腎臟的功能。解尿困難會導致頻尿、用力小便、夜尿（夜間頻尿）等，當夜尿症狀嚴重之後，長期就會造成睡眠障礙。另外，攝護腺肥大不只造成泌尿道感染等疾病，患者也會因為排尿困難、頻尿等原因，不太願意出遠門或繭居在家，生活品質低下。不過，銀髮族的夜尿症以及夜間多尿症，造成原因還包括膀胱神經障礙、藥物、膀胱容量變小、荷爾蒙異常或其他不明原因，所以泌尿科醫師在治療夜尿症時，常常須要多方面考慮，並且根據造成原因給予適當的治療。一般治療上，大部分亦是針對症狀，藥物治療為主，如果是膀胱神經障礙引起，可以考慮輔以骨盆腔底肌肉訓練等，如果是藥物造成，則需要醫師詳細評估以達到最有效的治療方法。

在治療方面，當泌尿科醫師評估是攝護腺肥大症時、通常會使用甲型阻斷劑或荷爾蒙藥物等進行治療，如果病人有膀胱過動

的情形，會結合使用藥物與骨盆底肌肉訓練來減少膀胱過動和排尿障礙。另外，如果藥物治療效果有限或是改善度不夠明顯時，就會考慮外科手術治療。內視鏡經尿道攝護腺切除手術是目前最常使用的方式，如果接受手術必須住院約 4 天，手術後須要有一段復原期，治療效果良好，但仍會出現出血、狹窄、感染等少許併發症。另外，若患者本身有多種疾病、凝血功能不好，還有雷射手術這類自費治療可選擇。

攝護腺炎的症狀及治療

攝護腺炎不容易診斷出來，由於其部分成因仍不明，且症狀變異大，因此需要進行相當詳細檢查及詢問病史，才有辦法診斷。急性細菌性攝護腺炎較容易診斷出來，因為是細菌侵入導致攝護腺嚴重發炎化膿，患者有明顯的會陰疼痛，解尿困難等症狀，此時容易引發敗血症，通常建議病人住院施打抗生素一至兩週以上。慢性細菌性攝護腺炎是攝護腺長期反覆的細菌感染所引發，由於慢性發炎經常會導致腺體內纖維化，因此抗生素治療上也需要較長的時間，除了抗生素等藥物，也會配合熱水坐浴、攝護腺按摩等物理治療。另外，減少長時間騎乘腳踏車或機車、戒酒、減少刺激性食物、生活作息維持正常、規律性生活等，對減少攝護腺炎發生也有幫助。

攝護腺癌的症狀及治療

攝護腺癌是男性常見的癌症之一，而且隨著年齡增加，患攝護腺癌的風險也日漸增加，這種癌症形成原因不明，可能與年

齡、賀爾蒙、種族、食物和環境有關。攝護腺癌症早期通常沒有什麼症狀，初期症狀時可能和良性攝護腺肥大症狀差不多，像是尿急、排尿排不出來、尿完後滴尿、尿流斷斷續續、感覺膀胱無法排空、夜尿、血尿等，部分患者甚至是癌症擴散至別的器官時才發現。經由早期確診及接受適當治療，可以提高攝護腺癌患者存活率，因此，50歲以上男性，應透過定期接受攝護腺觸診以及攝護腺特異抗原（PSA）的抽血檢驗，但PSA上升也不用先過度擔心，因為攝護腺肥大、發炎等病變都可能造成PSA上升。攝護腺癌常見治療方法，有採取追蹤及觀察方式的觀察性治療、採用藥物的荷爾蒙療法、攝護腺根除手術、放射線療法等等，透過適當治療，可以讓患者仍然活得長久並且有良好的生活品質。

≈ 腎臟疾病 ⫽

　　腎臟最主要的功能，就是像篩子般透過過濾血液來製造尿液，把身體內過多且需要排泄的物質，像是水分、新陳代謝後的廢物及過多的電解質等透過尿液帶走，因此腎臟的主要功能比較像在調節，讓身體內水分、電解質及新陳代謝處於正常狀態，不單單是排泄而已。此外腎臟也具有重要的內分泌功能，像是分泌腎上腺素、紅血球生成素及活性維生素D等，這些也都與生命有密切相關。

腎臟病的危險因子

腎臟病的種類繁多，較常見的有免疫傷害引起的腎絲球腎炎及與細菌感染有關的腎盂腎炎等。另外，糖尿病、高血壓及全身性紅斑性狼瘡等病人也常併發腎臟病變，因此面對腎臟病患者，也得同時考量是否有其他相關的疾病，了解病因才能給病人最適當的治療。許多腎臟疾病都好發於銀髮族，但主要不是老化因素造成，大多數是因為長者常罹患高血壓與糖尿病等慢性病，長年控制不良就容易導致腎功能受損，尤其是腎臟病人常併發高血壓，而高血壓本身又造成腎功能惡化，形成惡性循環。一旦腎臟功能變差，其惡化的速度很可能在數年內讓腎臟功能完全喪失，進入尿毒狀態。

另外，藥物也是影響腎功能的危險因子，某些止痛劑、抗生素及利尿劑，使用不當的話，將加速腎功能惡化。另外上述的泌尿道感染也會影響腎功能。例如許多長者因為骨骼肌肉的問題，需服用消炎止痛劑，而此類藥品長期服用會對腎臟造成傷害。因此對自己服用的藥物，特別是那些需要長期服用的，必須與醫師討論了解副作用問題，並定期追蹤腎臟功能。

腎臟病的預防

腎臟病之所以可怕，就是早期沒有明顯症狀，像是腎臟病常見症狀之一的水腫，當病患出現水腫時，通常已經是晚期了。另外腎臟病人可能出現一些如食慾不振、倦怠失眠、頭暈目眩等症狀，由於這些症狀並不是腎臟病人特有的症狀，因此也不易診

斷，所以要「早期診斷及早治療」，就得靠尿液檢查了。這是發現腎臟病最簡單、方便、有效的方法，可以檢出病人有血尿或尿蛋白的現象，至於抽血檢查血液中代表腎功能的肌酸及尿素氮濃度是否升高等，雖然也可以知道腎臟有毛病，但尿液檢查比較直接。糖尿病患者、高血壓患者、蛋白尿患者、六十五歲以上老年人、長期服用中西藥者、有家族腎臟病病史者、痛風患者，和抽菸者等高危險群患者，應該先抽血驗尿一次，瞭解自己的腎功能狀況並持續接受專科醫師的追蹤，才能有效預防。

9 肌肉骨骼系統

> 🔗 **相關疾病：骨質疏鬆症、骨折、失能**

　　體力不濟、走沒兩步路就感到酸痛無力……人體的運動系統
——肌肉與骨骼關節的老化，最讓人直接感受到老化的影響。的
確，隨著年紀增長，即使體重不變，身體組成也會逐漸改變，像
是脂肪比率增加，肌肉組織減少、功能退化；骨骼再造能力下
降，中年婦女身上常見的骨質密度流失與骨質疏鬆症讓骨骼易碎
裂與折斷；關節靈活度不如以往，周邊的韌帶等其他軟組織失去
彈性及伸展度。柔軟度完全不能和以往的身體相比，似乎只能坐
待肌無力與骨質疏鬆的老年生活。

　　老後的身體組成變化包括：

1. **體脂率增加**：缺乏運動、飲食失衡、脂肪代謝率降低等
　因素造成肌肉比例逐年降低。（男性和女性的體脂率在
　年輕時約為15%和25%，到了60歲以上可能增加為28%和
　39%。）

2. **體重變重**：成年後體重仍將穩定增加，原因是體脂肪堆積

在身體的內部（例如內臟脂肪）。

3. **身高變矮**：到了老年，身高可能因骨質疏鬆症、椎間盤的壓縮等因素，比青年時期約減少6公分。

若要保持老年時期之長期健康，盡可能讓長者生病時間點往後壓縮到死亡（compression of morbidity，疾病壓縮理論），就必須維持身體機能健全。其中，維持身體活動能力是極為重要，也是人人都能做到的。若能控制這個因素，就能有效預防老人的行動力變差、易跌倒、失能、臥病在床等情況的發生。

∭ 肌肉減少症 ∭

造成體能衰退的主要原因——肌肉減少症（sarcopenia），在醫學上是可以有效的診斷與介入，並且透過適當的運動與適度補充蛋白質，可以延緩肌肉量的減少。肌肉減少症對身體造成的影響，有肌肉量減少、肌力減弱、肌耐力減小，如果家中65歲以上的長者每秒鐘正常行走速度小於1公尺、手握力差，則進一步分析身體組成以測得肌肉的質量，若同時有肌肉質量變少的情況，就是肌肉減少症。

肌肉減少症的影響層面

為什麼要重視肌肉減少症的問題？這要從進入失能前的表徵「衰弱症」談起，目前臨床上常用的衰弱症評估指標，包括非刻

意控制下的體重減輕、做任何事情感到費力、身體活動量不足、手握力差、行走速度慢。衰弱症的判定標準就是行動力，表現在肌肉系統上的症狀即是肌肉減少症。

由於老人各種生理系統累積性的機能退化，與多重危險因子及慢性病間的交互作用，就會進入後續不良健康事件的惡性循環，例如失能、跌倒、功能退化、住院、甚至死亡，這些無法以單一器官系統的疾病來看待。另外，肌肉減少症不僅發生在體重較輕、瘦弱的長者身上，體重過重或是肥胖的人仍可能存在肌肉減少的問題，也就是肌少性肥胖，肥胖者本身就是罹患心血管疾病及代謝症候群的高危險，狀況會更加複雜。

肌肉減少症的改善

肌肉減少症可以從飲食與運動兩方面改善。對於肥胖的老人若單純在飲食上減攝取的熱量，的確可以達到減重的效果，但也會同時減少肌肉組織，如果同時配合有氧運動或阻力運動等，則可以使肌肉組織保存更多。若是單純以運動來減重，體重減輕雖然不明顯，但是可以改變身體組成，讓肌肉不流失。因此，重視並積極改善肌肉減少與肥胖的問題，不僅能提升體能，也可以預防後續老年失能和其他併發症。

＼ 骨質疏鬆症 ／

身體的骨骼經常維持在以新換舊的動態平衡中，不斷重覆骨

骼的分解吸收作用與骨骼的生成作用，一方面破骨細胞將老舊的骨骼吸收掉，另一方面造骨細胞會不斷製造新骨骼，增加骨密度，使新骨骼形成。所以，當破骨細胞溶蝕的速度大於造骨細胞的骨合成速度時，這個動態平衡就會失調，即是骨骼疏鬆症。

骨質疏鬆的危險性

隨著年紀增長，大約年過30後，骨質就會開始流失，尤其是女性在停經後流失的速度更快，到了70歲左右，許多婦女邁入老年時已失去35~50%骨質。當罹患骨質疏鬆症時，由於骨質含量減少，使得骨頭變得疏鬆脆弱，會有身高變矮、駝背的現象，或者感到背痛，然而，大多數罹患骨質疏鬆症的人都察覺不出任何異狀，只覺得「老倒縮」是正常的老態。於是，當平日提重物或不小心跌倒、在地板滑倒、甚至只是咳嗽時，就發生骨骼斷裂、骨折等症狀。

骨質疏鬆症造成的骨折，最常發生於脊椎與髖部，因為這些骨骼與關節直接支撐人體重量，其次是手腕骨，再來是上臂肱骨。骨質疏鬆症的可怕在於其無聲無息影響健康，更嚴重的是骨折後續的效應，例如，患者髖骨骨折後一年內，死亡率會提高，原因在於骨折後，病患活動力降低，長期臥床易發生褥瘡、尿道感染等併發症，因而死亡率上升。

骨質疏鬆症的預防與治療

如果具有發生骨骼疏鬆症危險因子，可以早期預防及治療骨鬆症，例如已過更年期的女性、吸菸、酗酒、飲食不均衡、缺乏

運動，有骨鬆症家族史、服用類固醇史等。骨骼疏鬆症可以預防治療， 最重要的就是要在年輕時多存骨本，例如，盡量讓自己的骨骼強壯健康。具體來說，就是在30歲前，盡可能使骨骼質量達到最大，讓自己有較多的本錢面對之後人體自然的骨質流失，另外是多運動，活化造骨細胞，可以使骨頭更強壯。

另外，在環境方面，要特別注意改善家中環境，地面盡量平坦，逐漸年長後因為視力不良，加上肢體協調較差，較易跌倒，所以家中障礙物宜清除，很多跌倒造成的骨折常發生於家中，特別是浴室、廚房，外出時也要小心，避免因路滑而跌倒。日常中也要避免提舉重物、向前彎腰的動作，如撿東西、拔草等，因動作會提高脊椎壓迫性骨折的風險，將手舉高過頂，如伸手拿廚櫃的東西也不適合嚴重駝背的人。

10 其他

⟍ 眼睛老化症狀與疾病 ⟋

飛蚊症

當不明原因的情況下在眼前出現漂浮黑點或陰影，有些只是出現單純的黑點，有些出現類似蜘蛛網或絲狀陰影，這就是謂的「飛蚊症」，其特徵是當眼球轉動時，陰影本身也會跟著移動，但移動幅度並不準確的跟隨著眼球轉動的幅度，陰影仍會漂移，所以被稱為飛蚊症。大多數飛蚊症是因為眼球老化或玻璃體退化混濁所導致，嚴格來說飛蚊症不是疾病，而是一種症狀。

有飛蚊症的人不少，如果飛蚊症已持續數年且沒什麼變化，並不是嚴重的疾病，但若飛蚊症為近期發生，則可能代表有其他問題，建議應接受眼科醫師的檢查。部分飛蚊症的病人會同時出現閃光的原因，可能是玻璃體對視網膜的牽扯所導致，因為可能合併嚴重的眼睛病變（例如網膜裂孔或網膜剝離），所以有必要立即接受眼科醫師檢查。眼科醫師進行詳細的眼底檢查後，若確定有合併視網膜病變或玻璃體病變時，會建議進行雷射或手術治療。

飲食的調整或藥物治療對改善飛蚊症的幫助並不明顯，且單純的飛蚊症並不影響視力，除非是已併發嚴重的網膜病變或網膜剝離時。所以當眼睛前出現黑影時，盡早請醫師檢查治療，確認是單純的症狀或是嚴重眼底疾病的併發症。

糖尿病視網膜病變

罹患糖尿病，全身血管都可能發生病變，包括視網膜上的小血管也會損傷，導致液體容易從血管滲出，影響視網膜的感光細胞，終致失明。糖尿病罹病時間越長、血糖控制越差的病患，出現糖尿病視網膜病變的機會越大。由於糖尿病視網膜病變初期沒有明顯症狀，當出現視力模糊、飛蚊症等症狀時，視網膜往往已經受損，因此，糖尿病病患至少應每半年進行一次眼底檢查，可及早發現糖尿病視網膜病變。

老年性白內障

眼睛老化最常見的問題，是有如透鏡般調節屈光的水晶體開始逐漸硬化，加上負責調節水晶體的睫狀肌收縮功能降低，導致水晶體無法再伸縮自如所造成的「老花眼」。此外，老化後也會出現水晶體混濁、透光變差的情形，如果因此產生視力障礙，即為老年性白內障。除了老化以外，其他原因例如外傷、疾病（例如糖尿病、青光眼）、類固醇藥物等也會造成白內障，但仍以老年性白內障佔最多。白內障病患通常會有視力模糊、太陽下畏光、色調改變、複視等症狀，到晚期視力障礙日深，最後只能在眼前辨別動作，或僅剩下辨識強光、明暗的光覺視力。若不適當

處理白內障問題，可能會致失明。

　　近年來，手機、電腦的重度使用者增加，使得發生白內障的年齡降低，因此，不是只有老年人需注意白內障的問題。

　　手術為白內障最直接有效的治療方法，目前最普遍的作法是，透過顯微手術，將混濁的水晶體摘除，置入人工水晶體。若視力障礙已經影響到日常生活時，就應看診並接受手術治療。但若罹患有糖尿病、心臟病、高血壓等疾病，應告知眼科醫師以做適當對應。

老年性黃斑部病變

　　黃斑部是視網膜中心最敏感的地方，負責中心視力，一旦產生病變或退化，就會影響視力。典型症狀包括單眼視物扭曲變形、視野中央出現暗影，甚至中央視力模糊等現象。初期老年性黃斑部退化的治療，可考慮服用葉黃素、維生素B、維生素C和一些抗氧化劑，治療原有的心血管疾病和促進血管循環，並應戒菸和戴太陽眼鏡減少光的傷害等。

老年性黃斑部病變的成因與預防

　　老年性黃斑變性發生的可能因素有很多，包括年齡、遺傳、女性、吸菸（含二手菸）、日常飲食、心血管疾病以及過度的日光照射。這些因素中，年齡的增長與基因遺傳是病情惡化的兩大高危險因子。雖然兩大危險因子不可避免，但其他因素可以預防，例如戒菸、心血管疾病的患者可透過飲食或藥物來控制血壓、血脂與血糖。至於日光照射方面，日常生活中或是工作會在

強光下者，應戴棕褐色太陽眼鏡以避免紫外線的傷害。

在飲食方面，適量補充抗氧化劑、維生素（包括維生素C、E、胡蘿蔔素）及礦物質鋅可以減少病情惡化的機會。至於葉黃素的補充，只有對於已產生中等程度黃斑部病變的患者有延緩病情進展的效果。多攝取有益的食物或藥物，確實對預防老年性黃斑部病變有很大的幫助。但民眾不需要特別買營養品來補充，一般而言，只要不偏食，日常飲食應足以應付體內所需。基本上，常攝取魚、乾果、富含β-胡蘿蔔素的深綠色蔬菜和水果的人，較不易罹患老年性黃斑部病變。

老年性黃斑部病變的診斷與治療

老年性黃斑病變（可再細分為乾性和滲出性）已超過以往排名第一的白內障，成為年長者視力不良最主要原因。其中，滲出性的老年性黃斑部病變，因為眼睛的脈絡膜產生不正常的新生血管，長到黃斑部下方；這些新生血管很脆弱，容易反覆出血及滲水，破壞了黃斑部的感光細胞，造成視力急速的減退，通常是兩側性發作，平均第一眼喪失視力的年齡是65歲，到了70歲時大約有60％的患者視力已降到0.02以下。因此，建議老年人每半年應接受眼底檢查，老年性黃斑部病變的診斷方式，除了量視力外，還需要散瞳做眼底檢查；假如有發現疑似的病灶，再進一步安排眼底螢光攝影（FAG），以及光學同調斷層掃描（OCT），再依新生血管病灶的種類、位置、大小及病患臨床症狀，決定治療的方式。當黃斑部出現滲水、出血甚至長出新生血管，即所謂滲出

性老年性黃斑部病變時，即必須接受雷射治療或眼球內抗血管內皮細胞生長因子藥物注射療法。

目前全世界對於老年性黃斑部病變的治療，以眼球內抗內皮細胞生長因子藥物為治療主流。這類藥物可抑制血管內皮細胞生長與增殖的作用，可導致新生血管的消退，並且可以減少視網膜的出血與黃斑部的水腫。不過，有高血壓、心肌梗塞與腦血管病變者需小心使用。此外，對於眼球周邊有傳染性發炎或對藥物過敏者則應避免使用。

◈ 皮膚老化帶來的常見困擾 ◈

皮膚的老化，在外觀上會顯得表皮的角質層肥厚且含水量不足，導致透明度與光澤感降低，使得彈力降低，皮下脂肪支撐力也變差，繼而鬆弛，膚色變為灰暗且具各種斑點。此外，皮下脂肪隨著年齡增長而變薄，皮膚油脂、汗液分泌減少，加上角質層因為缺少皮脂的溶解，脫落變得困難，產生堆厚的現象，皮膚整體外觀因此變得較乾燥且脫屑，而且容易搔癢。總體而言，老化的皮膚較薄，受傷後也不易癒合。真皮層的血管較為脆弱，有時輕微的碰撞也會產生瘀青，使老化皮膚的保養變得更為重要。

而老化也會讓感覺神經變得不那麼敏銳，皮膚的觸覺、痛覺及溫覺等感覺功能會降低。所以老年人對冷熱變化感覺遲鈍，容易發生凍傷、燙傷等危險，所以，在日常生活中，例如端熱湯鍋、放洗澡水這類接觸高溫的場合，必須注意安全，遇到冷熱變

化大或溫度較高的環境，要做好防護措施。

　　而長期臥床的老人以及慢性病患者，因為常有營養不良的情形，間接會引發各種皮膚病的產生，是罹患皮膚病的高危險群，例如糖尿病常可以見到患者下肢發現有不痛不癢的紅點，傷口不易癒合，同時也更容易造成細菌、黴菌、濾過性病毒感染；甲狀腺機能過高的人容易發生多汗、皮膚色素異常、毛髮會變細軟而且皮膚會變得很溼熱，但若甲狀腺機能過低則會產生皮膚乾、厚皮，發生全身搔癢現象；長期患有肝病的老人，在皮膚上會出現蜘蛛斑、各種色素異常、毛髮脫落的現象。

　　皮膚搔癢症是長者常見的困擾，通常患者剛開始會一直覺得很癢，但若重複抓搔，則可能會演變成濕疹，甚至抓破皮，造成細菌感染。這時，千萬不要用燙熱水、搓鹽巴或者泡明礬、洗消毒水等民俗療法方法處理，以免更加刺激皮膚，反覆發炎。而這方面的困擾在冬天會更加嚴重。

　　老化乾燥的皮膚容易出現冬季乾癢、冬季濕疹、乾燥性濕疹等問題，這是冬季最常見的皮膚病，會渾身發癢，尤其是下肢最為嚴重。如果遇到冷鋒來襲，氣溫急降，皮膚更加乾燥，此時任何輕微的刺激都相當敏感，如果搔抓過度，很容易產生濕疹樣病變。此病乃因寒冷使血管收縮，且皮脂腺與汗腺機能降低和皮膚老化有關。要緩和這方面的問題，可從一些生活細節做起。

- 冬天洗澡時，最好水溫與體溫相仿（不超過40度）。洗澡次數無須太多，並盡量避免使用肥皂。皮膚乾癢時，絕對不可以任意以熱水燙患處以求暫時止癢，水溫不可太高，

除腋下和陰部外，應避免使用肥皂。另外，盡量避免泡溫泉。

- 時常塗抹油性的軟膏，使皮膚表面不致太乾燥，洗澡後立刻搽上皮膚乾癢保養霜，不但可以改善表皮過度流失的水分與皮脂，還可以改善洗後皮膚的不適感。

- 室內如施放冷暖氣時，因濕度降低，應放置一盆清水調整室內濕度。

- 對於已乾裂嚴重的皮膚，可以在浴後搽上乳液並立刻穿上衣服、穿上襪子、戴上手套，不但能夠保暖，對於乾裂嚴重者的改善效果也很好。而貼身衣物選擇棉質吸汗透氣的為佳，以免產生接觸摩擦造成皮膚發癢。

- 最重要的一點是不可用指甲搔抓。若有癢感可塗抹止癢藥劑、口服止癢藥劑，或用手輕拍、冰敷。因為搔抓極易使病灶產生濕疹樣變化，若已產生破裂、潮紅或落屑，則須至皮膚科門診請教醫師，給予適當的藥物治療。

第三篇

40 開始存老本

11 40⁺掌握健康狀況的身體指標

要成功老化，40歲是一個關鍵階段，因為此時正是體能位於顛峰的青壯年，如果能拉長這段高原期、改善不良的生活習慣、及早控制慢性疾病，並鍛鍊不臥病在床的健康身體，就能讓老後生活的品質更加提升。40歲開始，每個人都應該要多關注一些主要的健康指標，定期藉由自我檢測的方法，提醒自己適度提昇健康狀況。

體適能

體適能（Physical Fitness）是指身體適應生活、運動與環境（像是溫度、氣候變化等因素）的綜合能力。體適能較好的人，在從事體力性活動或運動時皆有較佳的活力及適應能力，不會輕易產生疲勞或力不從心的感覺，這是審視自身體能最根本的指標，評估標準包括：身體組成、柔軟度、肌力與肌耐力、心肺耐力等四項。

身體組成

身體組成是指體內脂肪與非脂肪組織的相對比例。脂肪比例越高則肥胖的威脅越大，同時造成心臟病、高血壓、糖尿病、高血脂症及關節疾病的機率亦越高。

身體質量指數（BMI）測試方式：使用身高計、體重計量取身高及體重，依以下公式計算身體質量指數（BMI）。

BMI＝體重（公斤）÷〔身高（公尺）之平方〕

體脂肪比例測試方式：使用體脂肪測試計，讀取體脂肪比例值。

表11.1　**女性身體質量指數評估標準**（單位：公斤／公尺^2）

年齡	太瘦	瘦	標準	胖	太胖
41~45	< 20.45	20.46~21.81	21.82~23.22	23.23~25.30	> 25.31
46~50	< 21.09	21.10~22.51	22.52~23.96	23.97~25.91	> 25.92
51~55	< 21.64	21.65~23.07	23.08~24.47	24.48~26.22	> 26.23
56~60	< 21.72	21.73~23.30	23.31~24.69	24.70~26.80	> 26.81
61~65	< 22.21	22.22~23.72	23.73~25.30	25.31~27.22	> 27.23

表11.2　**男性身體質量指數評估標準**（單位：公斤／公尺^2）

年齡	太瘦	瘦	標準	胖	太胖
41~45	< 22.14	22.15~23.73	23.74~25.06	25.07~26.56	> 26.57
46~50	< 22.27	22.28~23.86	23.87~25.19	25.20~26.67	> 26.68
51~55	< 22.34	22.35~24.09	24.10~25.34	25.35~26.98	> 26.99
56~60	< 22.41	22.42~24.13	24.14~25.46	25.47~27.07	> 27.08
61~65	< 22.47	22.48~24.24	24.25~25.58	25.59~27.34	> 27.35

資料來源：行政院衛福部

關於肥胖，另有一更清楚的指標，也就是成人腰圍測量及判讀之方法。

測量方法：先除去腰部覆蓋衣物，輕鬆站立，雙手自然下垂。以皮尺繞過腰部，調整高度使能通過左右兩側腸骨上緣至肋骨下緣之中間點（大約肚臍的位置），同時注意皮尺與地面保持水平，並緊貼而不擠壓皮膚。維持正常呼吸，於吐氣結束時，量取腰圍。

若男性腰圍≧90公分、女性≧80公分時，表示「腹部肥胖（central obesity）」，宜注意飲食、運動、體重控制，必要時諮詢醫療健康照護人員。

柔軟度

指人體關節可以活動的最大範圍，柔性度佳則運動時彎曲、伸展及扭轉都比較輕鬆自如，同時也能使肌肉與韌帶受到較佳保護。柔軟度佳可讓人維持良好的姿勢與體態，預防肌肉拉傷、關節扭傷，較不會下背痛或肌肉酸痛。

測試方式：使用布尺或木尺、膠帶，尺平放，零公分端朝向受測者，於25公分處貼膠帶固定及當記號。受測者脫鞋，兩腿分開25~30公分平放於尺兩側，腳跟對齊25公分處記號。受測者吸氣後，採坐姿體前彎，低頭重疊雙掌（兩中指互疊）向前慢慢伸展（不得急速來回抖動），盡可能前伸，然後暫停片刻以便紀錄。測試兩次，取最佳記錄。

表11.3　**女性柔軟度測量：坐姿體前彎對照表**（單位：cm）

年齡	很差	差	中等	好	很好
41~45	< 18	19~25	26~31	32~38	> 39
46~50	< 18	19~25	26~30	31~38	> 39
51~55	< 17	18~25	26~28	29~38	> 39
56~60	< 15	16~25	26~28	29~38	> 39
61~65	< 12	13~24	25~27	28~36	> 37

表11.4　**男性柔軟度測量：坐姿體前彎對照表**（單位：cm）

年齡	很差	差	中等	好	很好
41~45	< 13	14~21	22~27	28~33	> 34
46~50	< 12	13~20	21~25	26~32	> 33
51~55	< 12	13~18	19~25	26~31	> 32
56~60	< 9	10~15	16~23	24~31	> 32
61~65	< 5	6~14	15~23	24~30	> 31

資料來源：行政院衛福部

肌力與肌耐力

　　肌力指肌群一次收縮所產生的最大力量。肌耐力則是指肌肉從事反覆收縮動作時的持續能力。能幫助人維持良好的姿勢與體態，預防肌肉拉傷、關節扭傷，紓解下背痛及肌肉酸痛。

　　測試方式：使用平台、碼錶，讓受測者平躺，雙手抱胸，雙膝屈曲約45度，腳踝處以固定軸固定之或由施測者握住固定。聽到「開始」口令時，施測者按下碼錶，受測者即連續做仰臥起坐的動作，計時60秒。坐起時需以肘觸膝，讓上半身垂直地面。記錄受測者60秒內完成仰臥起坐的次數。

表11.5　女性肌耐力測量：一分鐘屈膝仰臥起坐對照表（單位：次）

年齡	很差	差	中等	好	很好
41~45	< 6	7~13	14~18	19~22	> 23
46~50	< 3	4~11	12~16	17~20	> 21
51~55	< 0	1~6	7~12	13~17	> 18
56~60	< 0	1~2	3~9	10~15	> 16
61~65	< 0	0~1	4~5	11~12	> 15

表11.6　男性肌耐力測量：一分鐘屈膝仰臥起坐對照表（單位：次）

年齡	很差	差	中等	好	很好
41~45	< 19	20~23	24~27	28~31	> 32
46~50	< 16	17~20	21~24	25~28	> 29
51~55	< 14	15~18	19~22	23~27	> 28
56~60	< 10	11~15	16~19	20~24	> 25
61~65	< 0	1~9	10~15	16~20	> 21

資料來源：行政院衛福部

肺耐力

心肺血管等循環系統有效輸送氧氣及進行新陳代謝產生能量的能力。有良好心肺耐力能更有效的完成日常活動，而不容易感到疲累。

測試方式：可使用35公分高的木箱或階梯、碼錶、計步器、節拍器，先測量並記錄受測者之休息心跳。佩戴計步器於腰部，計時3分鐘，受測者依設定之節拍登階，按上上下下的節奏，一

腳上木箱，另一腳再上，緊接著先上木箱之腳先退下木箱，另一腳再下木箱。每一次上上下下共4拍，1分鐘共上下24次。

完成3分鐘或中途停止登階運動後，立即讀取受測者身上之計步器值，並量取運動後立即脈搏數。再令受測者坐在椅子上，記錄運動後第1分~1分30秒，第2分~2分30秒，以及第3分~3分30秒三個恢復脈搏。記錄休息時及運動後立即脈搏數，由計次器數值記錄受測者之實際登階次數。心肺指數以下列算式計算。

心肺指數＝持續時間（秒）*100／2*（3次脈搏數總和）

表11.7　女性心肺耐力指數簡易常模表

年齡	很差	差	中等	好	很好
41~45	< 49.34	49.35~53.19	53.20~58.06	58.07~63.38	> 63.39
46~50	< 48.91	49.92~53.19	53.20~58.82	58.83~64.29	> 64.30
51~55	< 46.18	45.19~53.08	53.09~59.60	59.61~65.69	> 65.70
56~60	< 45.99	46.00~52.78	52.79~60.00	60.01~66.67	> 66.68
61~65	< 39.12	39.13~52.45	52.46~60.81	60.82~68.60	> 68.61

表11.8　男性心肺耐力指數簡易常模表

年齡	很差	差	中等	好	很好
41~45	< 50.00	50.01~54.55	54.56~58.06	58.07~64.83	> 64.84
46~50	< 49.18	49.19~53.57	53.58~58.64	58.65~63.83	> 63.84
51~55	< 49.18	49.19~53.89	53.90~58.82	58.83~63.83	> 63.84
56~60	< 48.13	48.14~54.39	54.40~59.60	59.61~65.22	> 65.23
61~65	< 45.51	45.52~54.02	54.03~60.00	60.01~67.47	> 67.48

資料來源：行政院衛福部

∥ 血壓 ∥

高血壓不控制，很容易引起心血管疾病、腦中風、腎臟衰竭等併發症，血壓越高，發生心肌梗塞、心臟衰竭、中風、腎臟病（甚至需要洗腎）的機會越大。妥善治療降低血壓並維持穩定的血壓，就能顯著減少並延緩併發症：腦中風機率降低40%，心肌梗塞機率降低25%，心臟衰竭機率降低50%。但高血壓的症狀不太明顯，有時只會出現頸部僵硬或頭暈的症狀，一般人很容易忽略，如果，家族有高血壓病史，或者是年過40，最好能定期量測血壓，掌握自己長期的血壓狀況。

測量方式：使用血壓計測量，放鬆心情，若剛步行或活動後，先休息15分鐘再量。量血壓前30分鐘應避免抽菸及飲用咖啡因飲料。測量時，手臂應支撐在與心臟同高之位置。

表11.9　血壓標準值

	收縮壓（mmHg）	舒張壓（mmHg）
正常血壓	＜ 120 及 ＜ 80	
高血壓前期	120~139 或 80~90	
高血壓	≧ 140 或 ≧ 90	

資料來源：行政院衛福部

若已有高血壓症狀，宜遵照醫師指示改善生活習慣或服用藥物控制，尤其是生活習慣的改善，對血壓與其他健康指標都有幫助。

1. 維持理想體重：以穩定和緩的速度進行減重。
2. 健康飲食：多蔬果、少油脂、少吃高鈉食物（臘肉、鹹魚、鹹蛋、皮蛋、香腸、罐頭、肉丸、豆腐乳、醃菜、蛋糕西點、調味料等）。
3. 多運動：每日30分鐘有氧運動，如游泳、快走、慢跑、韻律操、土風舞、騎腳踏車。
4. 少喝酒，慢慢減少喝酒量：男性每天少於啤酒 720cc、高粱酒60cc、紹興酒200cc、陳年紹興180cc、蔘茸酒100cc。體重較輕或女性，再減一半。
5. 放鬆心情，調適壓力，睡眠充足。
6. 戒菸。

◎ 血糖 ◎

根據福衛部統計，糖尿病持續數年高居國內十大死因，2012年亦排行第五位，且有患者年輕化的趨勢。發病初期，大多數病人沒有症狀，除非檢測血糖，否則不易發現。若沒有控制好，病情隨發病時間加重，血糖逐漸升高，會開始有三多（多吃、多喝、多尿）、疲倦、體重減輕、視力模糊、陰部搔癢或傷口不易癒合等症狀出現。如果想要降低發生糖尿病併發症的風險，血糖控制則成為最重要的第一步。在每年的定期健檢中，血糖值都是必測的基本要項。

表11.10　血糖檢測結果的判讀與處理

血糖檢測值	判讀	處理建議
空腹8小時血糖值＜100mg/dl	正常	至少3年檢查血糖一次
空腹8小時血糖值100~125mg/dl 口服耐糖試驗兩小時後血糖值140~199mg/dl	糖尿病前期	至少每年檢查血糖1次。應及早養成適當飲食、規律運動、體重控制、定期血糖檢測，以延緩或降低發生糖尿病。
空腹8小時血 值≧126mg/dl 口服耐糖試驗兩小時後血糖尿值≧200mg/dl	糖尿病	應盡快接受 進一步的檢查和治療，以延緩或降低糖尿病併發症的發生。

資料來源：行政院衛福部

　　糖尿病的預防需要控制飲食、盡量不要超重，經常運動，如果年過40又超重，或有家族糖尿病史，應該要每一至三年接受糖尿病檢查。除此之外，壓力也是誘發糖尿病的重要因子之一，生活上的壓 會透過 種途徑增加我們罹患糖尿病的機率，常見的壓力來源包括工作、人際、家庭、財務等。當我們承受壓力時，會刺激分泌身體「壓力荷爾蒙」，使血糖升高，長久下來將損害胰島素和血糖的調節作用。另一種途徑是壓力間接影響血糖；當我們遭受壓力時，很容易選擇「逃避」的方式因應，進而影響到日常生活作息，如減少睡眠和運動、飲食不正常等，進而使身體變得不健康。因此，處理生活壓力是防治糖尿病不可忽視的重要方法。

⟍ 聆聽身體的警訊 ⟍

　　人生的發展，都不是突然發生，而是一連串持續的過程，在40多歲、正值壯年之際，或許老化對身心的影響尚不明顯，只是漸漸感覺到身體出現疼痛、疲倦或發燒等情況日益頻繁，大部分雖然只要適度休息就會好轉，但持續的時間可能也逐漸拉長，這都是身體發出的訊號，提醒我們需要改變或是修正一些生活習慣因應身體出現的變化。平常就經常透過自我檢測這些指標了解自己的健康情形，並且對各種警訊保持敏感度，才能及早發現身體的問題，及早解決。

12

40⁺的健康隱形殺手

許多人都認為健康就是指身心無疾病的狀態，身心罹患疾病者就是不健康，其實，另外還有介於兩者間的第三種狀態「亞健康」。雖然身心沒有疾病，但卻有許多不適的症狀表現，例如肌肉酸痛、精神不濟、腸胃不適、胸悶、呼吸不順、過敏等。根據世界衛生組織定義，「亞健康」指的是人體介於健康和疾病間的過渡期，可往好的方向恢復健康，也可往壞的方向發展疾病，若長期忽視、放任不管，很有可能會讓病情持續惡化，使壽命縮短，或是降低生活品質。造成亞健康狀態的原因很多，例如長期過勞造成的體力透支、壓力、或者是活動量少的生活型態、退化，這些因素都可能導致亞健康。

另外，也有疾病初期不會出現明顯症狀，而是出現亞健康的不適狀況，例如高血壓、高血脂症、糖尿病等三高，代謝症候群，慢性疲勞，還有許多癌症早期也沒有明顯症狀。過去的醫學觀念多偏重疾病的治療，但現今的醫療更加著重於預防，除了透過定期健檢找出疾病徵兆，更從個人的生活習慣、工作環境、飲食習慣等因素切入，找出個人最適合的、能夠提昇健康品質的改革方針。

⫞ 代謝症候群 ⫞

代謝症候群（Metabolic syndrome）為腹部肥胖引起高血脂、高血糖、高血壓之群聚現象，更為肥胖症、心血管疾病、糖尿病、高血壓等生活習慣病之病前狀態，其單項指標雖不嚴重，但綜合起來卻很容易致死。台灣接近300萬人籠罩在其威脅下，每年相關醫療支出達數百億，若能透過腰圍（腹部脂肪）、血糖、血脂及血壓的篩檢，及早發現並進行飲食及運動改善，便能遠離代謝症候群及因此衍生出的慢性病。

危險因子

以下的危險因子中，若有符合三項或三項以上即稱代謝症候群；若符合其中一項且不及三項則為代謝症候群之高危險群。

- 一粗：腰圍過粗（男性≧90cm；女性≧80cm）
- 二高：血壓過高（血壓≧130/85mmHg）
- 血糖過高：空腹血糖過高（≧100 mg/dl）
- 血脂異常：高密度脂蛋白膽固醇過低（男性＜40mg/100cc；女性＜50mg/dl）
- 三酸甘油酯過高（≧150mg/dl）

代謝症候群易引發之疾病

- 糖尿病
- 心臟病／高血壓
- 高血脂

- 肝纖維化／肝硬化
- 癌症
- 腦中風
- 痛風關節炎

如何預防代謝症候群

1.聰明健康選擇食物

- 均衡攝取六大類食物。
- 每日至少攝取五份新鮮蔬果。
- 多選擇新鮮、天然、高纖及未加工食材。
- 使用天然香草或香辛料取代過多的鹽分。
- 避免高膽固醇及飽和脂肪食物的攝取,像是內臟類、蛋類、海鮮類的頭部、精緻糕點等。
- 烹調宜多採取燉、滷、清蒸、涼拌、燒、烤等方式,以減少油脂攝取。
- 以植物性油脂取代動物性油脂。
- 以白開水取代含糖飲料。

2.不抽菸、少喝酒。

3.多運動:在室內也可以動動腳、甩甩手。

4.適當紓壓。

5.定期做檢查,早發現、早治療。

慢性疲勞症候群

疲勞是一種主觀的感覺，是一個人自覺沒有像正常時一樣足夠的能量去應付平時的活動，嚴重時會影響到日常生活或工作。

疲勞的情況大致可分為三種：

1. **生理性疲勞**：身體健康的人在運動、休息與飲食方面太過或不足所造成失衡的正常現象，通常在充分休息後即可恢復，症狀持續時間大多小於一天。
2. **急性疲勞**：症狀持續時間在6個月內，不屬於生理性且臥床休息後亦無法改善。
3. **慢性疲勞**：症狀持續時間在6個月以上。

一般來說，「疲勞」的症狀持續時間若小於兩週，不需特別處理；但若超過兩週以上即應至醫院門診就醫，查明是否有其他病因並予以適當治療。

什麼是慢性疲勞症候群？

「慢性疲勞症候群」的症狀在臨床上幾乎皆無特異性，而且常會有許多千變萬化的表現，許多慢性疾病和精神疾病皆可能產生類似的症狀，所以診斷需要靠醫師排除其他可能的身體或心理疾病後，才能確診。而經過診斷後患者需每隔一段時間便重新再評估，尤其是病情有變化或更趨嚴重時，應隔4~6個月後再評估

一次。必須符合下列主要標準，及至少四項（包括四項）以上之次要標準，才能診斷為「慢性疲勞症候群」。

主要標準：

1. 臨床上無法解釋之持續或反覆發作的嚴重疲勞，時間超過六個月以上，且必須是新近或者明確發生的

2. 疲勞並非過度運動或勞動所引起。

3. 疲勞即使經過休息仍無法改善。

4. 明顯造成個人職業、課業、社會功能、人際關係受到影響。

5. 必須排除病人有會造成相同症狀的身體或心理疾病，例如甲狀腺疾病、癌症、憂鬱症、藥物或酒精濫用等。

次要標準： 必須在這有疲勞症狀至少6個月的期間中，同時發生，且這些症狀不能比疲勞症狀早發作。

1. 短期記憶力或注意力缺損。

2. 喉嚨痛。

3. 頸部或腋下淋巴結腫痛。

4. 肌肉酸痛。

5. 非發炎性之多發關節痛。

6. 與以往不同型態或嚴重度之頭痛。

7. 無法改善疲勞之睡眠。

8. 勞力活動或運動後之疲憊或不適持續超過24小時。

而慢性疲勞症候群的好發於中年，女性比男性更易發生，另外在60多歲的老年人也是另一好發的年齡層。長期處在某種精神壓力下，不良的生活型態，例如飲食不均衡、運動太少或太多，還有內分泌疾病、心血管疾病、慢性肝病、慢性肺病、血液腫瘤疾病、自體免疫疾病、病毒性感染、焦慮或憂鬱症等精神疾病都可能是原因。

慢性疲勞症候群的可能原因

目前認為引起「慢性疲勞症候群」之真正病因應該有多重誘發因子，但仍無法完全確定，可能有下列病因：

感染（Infection）：以往因為很多這類病人在疾病剛開始時都先有類似流行性感冒的症狀，所以認為病毒感染可能是其致病因，例如EB病毒（Epstein-Barr virus）、巨細胞病毒等，但後來發現「慢性疲勞症候群」並非某一種特定的病毒所引起，但確實與一些因病毒感染所引發體內的免疫反應有關，所以感染可能是致病因之一。

免疫問題（Immunologic）：當我們使用某些細胞激素來治療一些疾病時，可能會產生與「慢性疲勞症候群」相似的症狀，如嗜睡、肌肉痛等，所以認為「慢性疲勞症候群」可能也與免疫失調有關。

神經系統問題（Nervous system）：在「慢性疲勞症候群」的患者可見到一些與中樞神經系統失調有關的症狀，如注意力與

短期記憶缺損；此外在神經影像研究中可發現「慢性疲勞症候群」的患者有一些神經學異常的情形，例如：在腦部磁振造影（magnetic resonance image）中可見大腦額葉白質病灶；在單光子電腦斷層攝影（single photon emission computer tomography）中則可見局部大腦血流缺損，這些證據顯示「慢性疲勞症候群」與神經系統問題有關。

精神疾病（Psychiatric）：因「慢性疲勞症候群」缺乏明顯器質性原因，也常常被誤診為一些精神疾病或當做是憂鬱症的臨床表現之一，且研究發現有「慢性疲勞症候群」的患者比一般健康的民眾更易得到憂鬱症，另外憂鬱症的一些表現更與「慢性疲勞症候群」相似，例如：心情低落、缺乏動力等，基於上述情形，我們認為「慢性疲勞症候群」與某些精神疾病有關。

肌肉系統問題（Muscular）：「慢性疲勞症候群」的患者常有肌肉痛或關節痛的症狀，但並沒有肌肉骨骼疾病的徵象；另外研究發現患者在從事大量身體活動後，比一般健康民眾易造成認知表現的障礙，所以「慢性疲勞症候群」也可能與肌肉系統問題有關。

過敏（Allergic）：研究發現「慢性疲勞症候群」的患者有較高的過敏發生率，且更易被誘發異位性疾病，例如鼻炎。其原理與先前所提到「病毒感染引發體內免疫反應」的機轉類似。

「疲勞」是很常見的問題，引發原因很多很複雜，所以必須找醫師確定病因，才能對症治療。而當排除其他可能的身體疾病

後，可能就是得了「慢性疲勞症候群」，此時一定要與醫師配合，找出一套最適合自己的治療方式，加上足夠的耐心、正確的運動與良好的睡眠、以及適當的藥物，才能得到最好的療效，還給自己積極快樂的生活。

13 40⁺的養生之道

在前面的篇章中，我們得知，老年人可能造成衰弱的病理過程，主要有二個身體改變因素：肌肉質量流失和骨質密度下降，是造成衰弱的主要原因。這兩項因素造成肌無力、耐力及體力不佳、身體活動降低、走路速度變慢、非預期性體重減輕、肌肉質量流失，最終可能會使老年人獨立程度減少或失能。此外，因為活動失能也是造成大腦退化的相關因素，所以更需要注意保持活動能力。

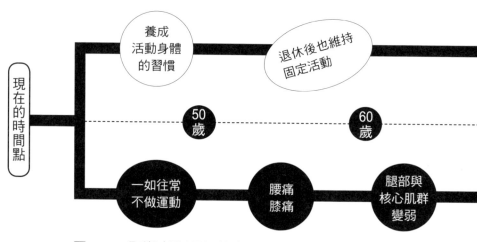

圖13.1 影響老化過程的身體活動方式

在第一級預防醫學中，體能活動佔相當重要的地位。「不活動」常帶來疾病和痛苦，而運動可以促進健康，增加生活樂趣，提高生活品質，更能增進老年人的自我照顧能力，減輕家庭照護的負擔，減少醫療資源的耗費。老年生活模式會是臥病在床、需要照護，還是健康長壽、活動到最後一刻？是由40~50歲時的身體活動方式決定，這將改變你未來20年、甚至30年的生活品質。

◢ 打造活動到老的身體 ◢

所有經由骨骼肌作用，能夠消耗熱量的身體動作都稱作「體能活動」。常見的體能活動包含：日常生活活動、休閒式活動以及運動。日常生活活動包括：用餐、穿衣、走路、爬樓梯、做家

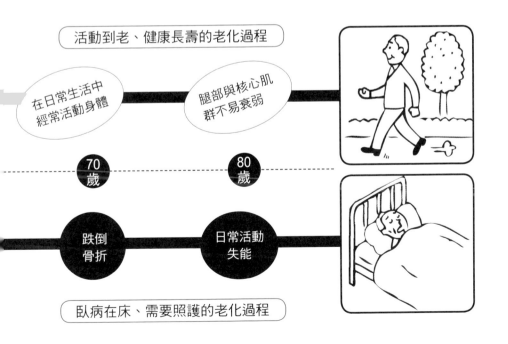

活動到老、健康長壽的老化過程

在日常生活中經常活動身體

腿部與核心肌群不易衰弱

70歲　　80歲

跌倒骨折　　日常活動失能

臥病在床、需要照護的老化過程

事、整理花園、逛街購物等維持生活必須的活動。公園散步、郊外踏青、社區土風舞等則屬於休閒式活動。而一般人提到的體能活動,其實是「運動」,具有計畫性且能增進體適能,分為有氧運動、無氧運動及抗阻力運動。這些活動都有一定範圍的活動形式,而且有身體的動作與能量的消耗。

為了打造「能夠活動到老」的身體,世界衛生組織(WHO)曾建議注重以下四種體能的鍛鍊:肌力、耐力、關節柔軟度及平衡感。

肌力:因為肌力強度不足,會導致身體無法自由活動,難以維持姿勢,如果能有計畫的鍛鍊日常活動所需的肌肉,就可以讓各種動作順暢,也能避免跌倒等意外,此外,腰部肌群與膝蓋附近、腿部的肌肉強健,也能預防腰部、膝蓋疼痛的困擾。反覆進行重量訓練,可有效維持日常活動所需的肌力。

耐力:長時間進行有氧運動使得心血管循環系統、呼吸系統得到充分的有效刺激,增強心肺耐力,進而讓全身各組織、器官得到充分的氧氣和營養供應,維持最佳的功能狀況。

關節柔軟度:關節柔軟度佳,關節可活動的度較大,連帶讓全身肢體活運動更加靈活,簡單的伸展操或物理治療的復健操,都能有效訓練。

平衡感:平衡能力是一種肢體的感覺、控制與協調能力,若平衡感不佳,加上原本下肢體就容易發生跌倒意外,老年人因跌倒而骨折的比例相當高。

◣ 視生活型態與身體狀況，選擇適合的體能活動 ◢

運動有諸多優點，尤其對健康的好處更是不勝枚舉，但有些人一聽到「運動不持續30分鐘以上是無效的」、「只有動幾下沒有用處」，可能會對運動這件事意興闌珊。許多人可能因為生活型態、體能或身體因素的限制，無法達到建議的每次運動量30分鐘，難以養成運動習慣而放棄，其實，這是種迷思，採取分段累積方式，在家事或工作間的空檔如每次15分鐘分成2次，或是每次10分鐘分3次完成，也能達到同樣的效果。

對於運動另一個需要重新審視的迷思是「運動強度」，大部分人認為沒有消耗體力、辛苦實行的就不算「運動」，但上述世界衛生組織建議鍛鍊的四種體能並不一定需要劇烈的運動。另外，運動項目也需要視個人年齡、身體狀況與目的來考量，例如，為了讓年長者維持體能、改善身體健康狀況（降低高血壓，提高心肺功能）、預防或治療生活習慣病（穩定血糖控制），或者是年輕人以競技比賽為目的，就有不同的鍛鍊目標與功效。先姑且不論體能狀態正值巔峰的20~30歲年輕人適合的運動，想從中年以後打造「活動到老」的身體或改善健康狀況，可就世界衛生組織建議鍛鍊的四種體能目標，選擇適合的運動。

1. **肌力**：透過抗阻力運動、重量訓練，鍛鍊身體活動的主要肌群

2. **耐力**：透過快走、慢跑、游泳、騎車等有氧運動提升身體

機能

3.**關節柔軟度**：透過伸展操增加關節可動角度

4.**平衡感**：透過單腳閉眼站立等運動訓練平衡感，避免跌倒

居家活動、職業勞動、娛樂休閒活動、運動等體能活動，又可再按其劇烈程度大致分類為輕度、中度、重度和劇烈。雖然越劇烈的體能活動（如慢跑）較中度劇烈的體能活動（如快步走）能為生理健康帶來更大裨益，亦能消耗更多卡路里，但還是要視身體狀況選擇，而輕度的體能活動（如散步）則勝過完全沒有體能活動。

沒必要從高難度的運動開始。特別是老化經常會影響各種功能表現與活動能力，超過體能負荷的運動容易造成運動傷害、跌倒、或心肺負擔過度。而慢性疾病的患者或高血壓、糖尿病、關節炎、體重過重、長期抽菸的人更要格外小心，像是高血壓患者，太劇烈的運動可能損害心臟健康或造成腦血管損傷，從事運動訓練以前，最好先請醫師評估，選擇適合的運動與頻率。例如：有退化性膝關節炎的人不宜爬山或慢跑，最好採用間歇性、低強度的有氧運動、健走、太極拳等。

所以，選擇運動項目先以「未來不失能」為目標，只要是能活動日常必要的肌肉、強化骨骼與關節等運動系統，讓日常活動更加順暢的簡單訓練即可。接下來介紹8種隨時隨地可做的簡易健康操，任何人都可以選擇自己適合的運動強度來鍛鍊。

表13.1 各種活動與運動強度表（從代謝量簡易換算）

活動量	居家的活動	職業性勞動	娛樂性活動	運動項目
輕度	1.日常生活如刷牙、洗臉。 2.簡單家事如洗熨衣服。	1.文書工作。 2.櫃檯工作、修理電器、輕鬆裝配線上的工作。	1.打牌、織補、看電視等較靜態活動。 2.彈琴、垂釣、簡易木工、棒球、電動車代步的高爾夫球等稍有動態活動。	每小時3~4公里速度在平地行走。
中度	1.略重家務如拖地、吸塵、整理房間、擦窗。 2.清掃庭園、刷地板、打蠟、搬7~10公斤物品。	1.開車、水泥工。 2.修理汽車、木工、油漆。	慢速游泳、站立擲餌釣魚、高爾夫球、快節奏樂器、桌球。	每小時4~5公里或5~6公里速度行走、慢速爬樓梯。
重度	攀梯做事、除草、劈柴、搬10~30公斤物品。	園藝工作、剷土。	溪釣、溜冰、網球、土風舞、滑水、自由式游泳。	每小時6~7公里速度快步走、中慢速爬樓梯。
劇烈	搬30~40公斤物品。	砍伐木柴、鋸木、剷重物（14公斤每分鐘10次）、挖溝。	籃球、足球、泛舟、爬山、划船。	每小時8~9公里速度慢跑、中快速爬樓梯。

健康操1　股四頭肌強化操：坐姿打水

鍛鍊部位　股四頭肌（大腿前側肌肉）

目的　強化日常活動最基本的肌群

效果　步行靈活、站起坐下的動作變得輕鬆、不容易跌倒

位於大腿的股四頭肌肌群，穩固地支撐住上半身並帶動雙腳，讓人能靈活行走，如果這個肌群不夠強健，可能不利於行走與站立。然而，大腿股四頭肌是全身肌肉中最容易退化的，主要在高高舉起腳步時會活動到這部位的肌肉（想像爬樓梯的動態），在平地或一般步行的狀態下不太容易受到鍛鍊，在長年運動量不足的情況下肌肉量會減少。也因此，走路越來越舉不起腳步，或者跌跌撞撞，最後，甚至再也舉不起腳步、支持膝蓋的力量變弱，邁不開步伐，只能小碎步地走，連在椅子上站起坐下的動作都難以達成。

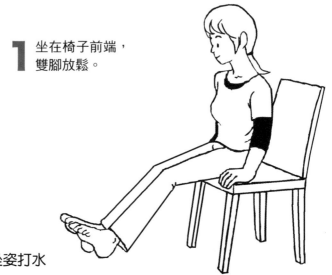

1 坐在椅子前端，
雙腳放鬆。

圖13.2　坐姿打水

在日常生活中鍛鍊股四頭肌最方便的方式就是「爬樓梯」。交互抬高雙足的動作可以大腿前側的股四頭肌頻繁收縮。如果可以少利用電梯多爬樓梯，就可以更加強化股四頭肌。

這裡要介紹的，是更加輕鬆就能鍛鍊股四頭肌的方法：坐在椅子上模仿游泳打水的動作。首先，坐在椅子前端，雙腿向前伸展，腳尖腳跟放鬆，膝蓋微彎，活動大腿前側肌肉上下交互搖晃雙腳，搖晃的速度大約跟練習游泳打水的動作差不多即可，時間大約20~30秒。如果有餘力的話，盡可能讓雙腳上下搖晃擺動的幅度變大。

試著做就能明白，看起來簡單的動作讓大腿前側的股四頭肌很快就疲勞了，進行這個動作，就能充分活動到股四頭肌了。每天坐在椅子上看電視或工作時，就可以抽空進行這項鍛鍊。

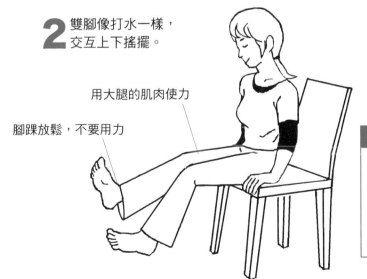

2 雙腳像打水一樣，
交互上下搖擺。

用大腿的肌肉使力

腳踝放鬆，不要用力

重　點

使用股四頭肌
腳踝、腳尖要放鬆
股四頭肌使力時膝蓋不要過於彎曲
時間：約20~30秒

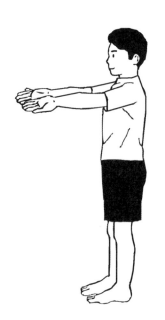

1 站立，雙腳打開與肩同寬，雙手往前伸直，手心朝上。

重 點

剛開始練習時也可放張椅子以便揣摩

次數：約10~20次

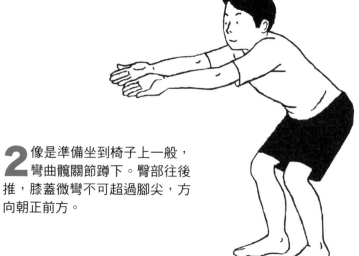

2 像是準備坐到椅子上一般，彎曲髖關節蹲下。臀部往後推，膝蓋微彎不可超過腳尖，方向朝正前方。

圖13.3　深蹲

健康操2　股四頭肌與腰部肌群強化操：深蹲

鍛鍊部位　腿部與腰部的下半身肌肉

目的　強化日常活動最基本的肌群

效果　站起坐下的動作穩定、不易跌倒

這個動作的特點是，很像「準備坐到椅子上」但停在半途中，然後回復到站姿，反覆進行同樣的動作。這種「深蹲」運動不會對膝蓋造成太大負擔，而且可以強化大腿與下半身肌肉，訣竅就在於彎曲髖關節再蹲坐下來，用臀部往後坐（往後推）的方式蹲下，膝蓋不可超過腳尖。手向前伸直，就能保持平衡。膝蓋面朝向正前方，才不會感到酸痛或受傷。

這種彷彿在椅子上坐下又站起來的姿勢，能讓腿部與腰部的下半身肌肉強健穩定，活動順暢。不需要借助任何器材，平常就可以反覆練習，而且，這個動作能使人老年後無需借助別人的扶持就能起立坐下或上廁所，動作穩定而不易跌倒。

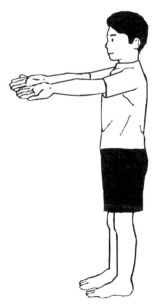

3 回復1的站姿。

健康操3　前脛骨肌強化操

鍛鍊部位　前脛骨肌（小腿前側肌肉）

目的　預防因跌倒而骨折，足踝變靈活

效果　走路不會搖搖晃晃、跌倒也不易受傷、改善步態

走路不穩、容易跌倒，大致上是由三種原因造成的：1.髖關節不靈活；2.膝蓋活動角度有限、無法完全彎曲伸展；3.腳踝僵硬，無法舉起腳來。而強化前脛骨肌是可以改善腳踝僵硬、不靈活的運動，多鍛鍊就能避免行走時無法跨過障礙物而絆倒。讓腳從腳踝到腳尖能夠順利上下擺動的肌肉稱為「前脛骨肌」，也就是小腿前側的肌肉，一旦前脛骨肌變衰弱，腳踝的動作會變得不順暢，挪不動腳步，可能會讓人容易被位置低的障礙物絆倒而發生跌倒意外。

在平常生活中，前脛骨肌很少受到重度的刺激或鍛鍊，雖然行走時多少會運動到，但若沒有特別注意或強化它，長時間後會

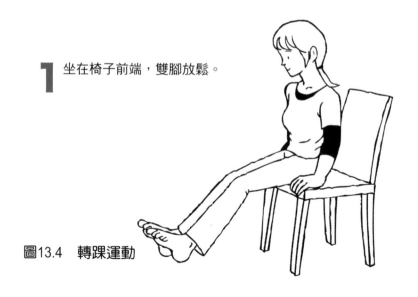

1 坐在椅子前端，雙腳放鬆。

圖13.4　轉踝運動

傾向弱化。而且，一般人很少注意到前脛骨肌的重要性，因此，平常就要意識到前脛骨肌並加以鍛鍊，是非常重要的事。

轉踝運動

乍見很簡單的轉動腳踝運動，並不如想像中容易。動作如圖所示，首先，坐在椅子前端，雙腿向前伸展，慢慢轉動腳踝做腳尖畫圓的動作，雙腳同時做或一次單邊做都可以，順時鐘或逆時鐘方向轉動，盡可能畫出流暢圓形，或者剛開始可用腳踝沿著臉盒做滾球的動作。

實際上練習時，不少人的腳踝無法靈活轉動，腳尖也無法順畫圓，甚至只能輕點幾下，這就是腳踝僵硬的證據。另外，這個動作持續一段時間後，小腿也感到疲勞，這代表小腿前側肌肉受到鍛鍊。轉動腳踝的同時，同時也刺激腓腸肌（小腿肚）、大腿肌群等腿部肌肉。不論是坐在辦公桌前或者就寢躺著時，都可以試試這個刺激活動許多肌肉的小動作。

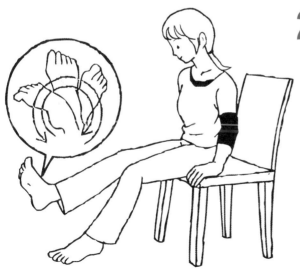

2 轉動腳踝，讓腳尖像畫圓一般繞圓。

> **重 點**
>
> 盡可能順暢繞圓，可放慢動作
>
> 次數：左右腳以順時鐘與逆時鐘方向各轉10次

健康操4　腓腸肌與髖關節強化操

鍛鍊部位　髖關節（也稱股關節）、腓腸肌（小腿肚）

目的　讓步態更穩定、步行速度更快

效果　提升步行速度、順利邁開腳步、步伐變輕快

要走得順暢，只有健康的腳部還不夠，想要讓步態更穩定、行走速度更快，必須要有靈活的髖關節與強健的腓腸肌配合。若是髖關節出問題，會導致可動範圍變窄，而陷入「平常跨得出去的步伐，沒想到卻邁不出去」的窘境，然後走路步伐越跨越小，甚至因為動作不靈光而常常跌倒。髖關節會因為老化而變僵硬，長年運動不足的情況下也會導致關節可動角度變小，上了年紀後為了行走順暢，平常就要照顧好髖關節的健康。

另外，小腿肚上的腓腸肌負擔著提供腳步前進力的重責，讓人行走時能安定、快速往前走，柔軟有彈性的腓腸肌讓人走路不會蹣跚並輕鬆快速步行。若是這個部位肌肉僵硬，就需要像鍛鍊髖關節那樣，常做伸展運動以保持彈性與柔軟度。

初級：腓腸肌伸展運動（弓箭步運動）

如圖所示，這組運動透過保持伸展肌肉與阿基里斯腱（腳跟腱）的姿勢，產生鍛鍊效果。重點為雙腳腳尖朝前，後腳的腳跟保持著貼地，前腳膝蓋緩緩往下蹲，小腿肚感覺被慢慢拉開般，維持10~20秒。養成這個伸展的習慣後，不只可以伸展腓腸肌，還可以同時伸展腳跟肌肉，保持髖關節柔軟度，如此能讓走路的步伐變大，輕鬆的步行。

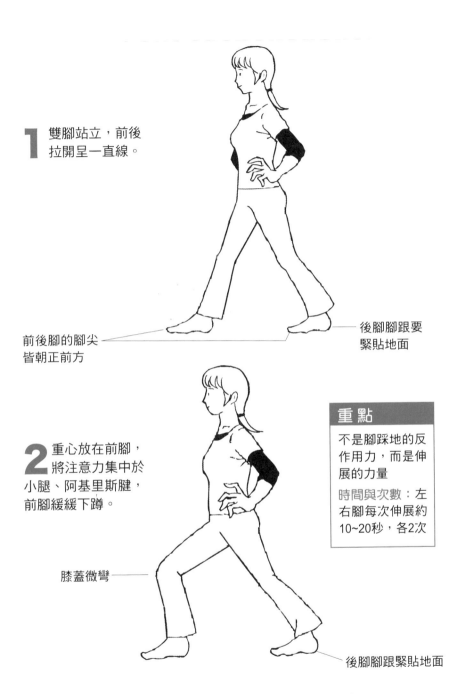

1 雙腳站立，前後拉開呈一直線。

前後腳的腳尖皆朝正前方

後腳腳跟要緊貼地面

2 重心放在前腳，將注意力集中於小腿、阿基里斯腱，前腳緩緩下蹲。

膝蓋微彎

重 點

不是腳踩地的反作用力，而是伸展的力量

時間與次數：左右腳每次伸展約10~20秒，各2次

後腳腳跟緊貼地面

圖13.5 腓腸肌伸展運動（弓箭步運動）

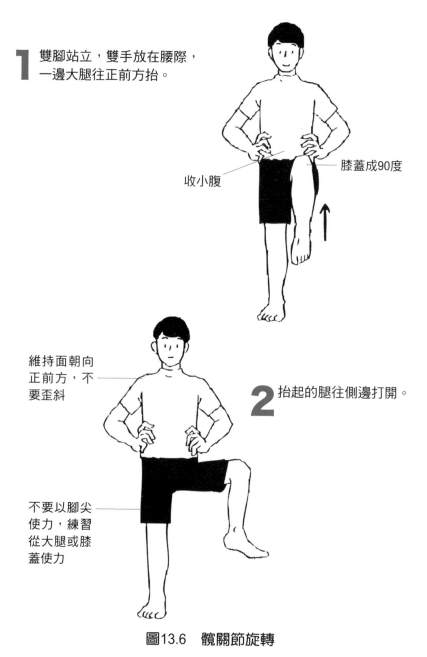

1 雙腳站立，雙手放在腰際，
一邊大腿往正前方抬。

收小腹

膝蓋成90度

維持面朝向
正前方，不
要歪斜

2 抬起的腿往側邊打開。

不要以腳尖
使力，練習
從大腿或膝
蓋使力

圖13.6　髖關節旋轉

進階：髖關節旋轉運動

　　這組動作可以增加髖關節的可動範圍。首先，雙腳站立，雙手放在腰際，接著把其中一邊大腿往正前方抬起，膝蓋成90度，然後往側邊打開，再依照順序回到原來的位置並放下，左右交替重覆10次。重點在於旋轉時要意識到髖關節，在進行抬起腳並打開的動作時，髖關節與內轉肌（大腿內側的肌肉）僵硬的人，通常會習慣以腳尖使力，但盡量還是練習從大腿使力。另外，在做這個動作的時候，要保持身體中心穩固，上半身不要搖擺。習慣這個動作後，髖關節可以活動的幅度會加大，跨出的步伐會更大步而穩定，也不會走路動作不流暢。

3 將抬起的腿放回原地，
　　另一邊重複前面動作。

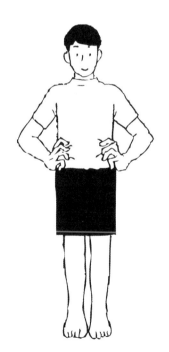

重　點

旋轉時要意識到髖關節
次數：左右邊各做10次

健康操5　體幹肌群強化操

鍛鍊部位　腹肌、背肌、髂腰肌（腸腰肌，腰部深層肌肉）

目的　強化體幹核心肌群

效果　身體姿勢變正確、不易跌倒、體型變精壯、預防腰痛

腹肌、背肌等體幹肌群，是身體的核心，當身體進行任何活動時，核心肌群會維持身體直立穩固的狀態，維持脊椎的穩定，如果核心肌群不夠強健，身體容易前後左右搖晃，重心不穩。核心肌群也是維持體態的重要肌肉，例如，腹部或背部容易囤積脂肪的話，通常是體幹核心肌群肌力下降。另外，年齡增長後，肩膀與背部會變拱起或駝背，下巴與下腹往前突出，形成老年人的姿態，通常也是核心肌群肌力下降所造成。也就是說，體幹肌群的衰弱會影響外觀，顯現老態，為了保持挺拔年輕的身型，從平常就要注意鍛鍊腹肌、背肌核心肌群。接下來介紹輕鬆、隨時隨地可進行的體幹肌群鍛鍊法。

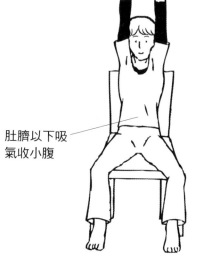

1　坐在椅子上，雙手伸直，交握於頭頂。

肚臍以下吸氣收小腹

圖13.7　側腹伸展運動

側腹伸展運動

體幹的腹肌、背肌是維持身體挺直的肌群,也是保持身體穩固不倒的肌肉,因此,在鍛鍊這部位的肌群時,最好能意識到身體並向左右延伸,會有更好的效果。

如圖所示,將雙手伸直,交握於頭頂,牽引身體往左右側延長身側,對側腹肌肉的伸展非常有效果,且伸展動作不只刺激側腹,還有體幹的背肌與腹肌。透過這組動作,可以強化核心部位,而訣竅在於身體要維持正面朝前,肚臍以下先吸氣收小腹,然後慢慢吐氣往左右側伸展。在意識到收緊下腹的狀況下,能提高體幹核心肌群的鍛鍊效果。

2 正面維持朝正前方,身體往右伸展。

3 回到1的姿勢,正面維持朝正前方,身體往左伸展。

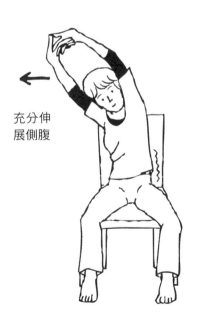

充分伸展側腹

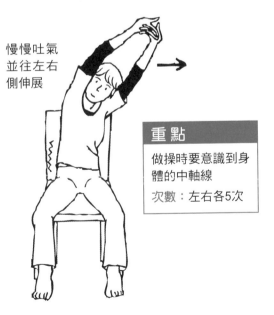

慢慢吐氣並往左右側伸展

重點

做操時要意識到身體的中軸線

次數:左右各5次

健康操6　強化腰部肌群、臀大肌

鍛鍊部位　腰部肌肉、臀大肌（臀部的肌肉）

目的　讓僵硬的腰部變柔軟、容易活動

效果　預防並緩解腰痛、不容易走路搖晃

腰酸背痛是常見的問題，但不少人卻不以為意，結果痛得身體無法動彈或走動，腰痛類型、成因不少，但最常見也最被忽略的原因是，相同動作持續太久或姿勢不正確，引起局部肌肉僵硬，再加上肌肉力量的不平衡，導致肌肉發炎而引起疼痛，例如，不自覺的彎腰駝背容易腰背痛。另外，不當姿勢也會讓肌肉流失，腰部囤積脂肪而顯肥胖。若是能讓腰部的肌肉恢復柔軟度，就可以減輕腰痛的症狀，就算沒有腰痛問題的人，最好也能養成平常就做這個動作的習慣。

坐式拱背運動

因為腰部肌肉使用不當（姿勢不正確）使得腰部緊繃僵硬的人非常多，透過像貓一樣拱背的方式，可以伸展後腰的肌肉。首先，坐在椅子前端，雙手往前伸展交握，吐氣，接著彷彿在瞄自己的肚臍一樣，將上半身往前倒並拱起背。這時候，請注意自己背部是保持平直還是呈現弧度拱起，重點在於將力量集中在肚臍以下腹部，骨盆保持直立狀態坐著，意識到腰部後方肌肉在充分伸展的狀況下拱起背，在保持呼吸下維持姿勢約10~20秒。這個動作可以充分伸展腰部肌肉，促進該部位血液循環，並且消除腰背的緊繃與不適。

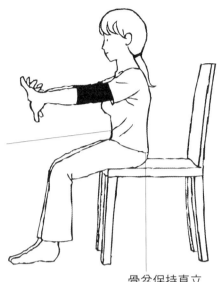

1 坐在椅子上，
雙手伸直，交
握於前方。

力量集中於肚臍
以下小腹

骨盆保持直立

2 像在瞄肚臍般，將上半身往
前倒並拱起背，保持背部呈
弧形拱起約10~20秒。

背部呈弧形拱起

> **重 點**
>
> 如果習慣了這個動
> 作，還可以加入左
> 右轉體的動作
>
> 時間：約10~20秒

圖13.8　坐式拱背運動

健康操7　強化肩膀、上臂強化肌群

鍛鍊部位　肩關節、三角肌（肩膀下方肌肉）、肩膀與上臂
　　　　　　肌肉、肩胛骨

目的　矯正不正常的聳肩姿勢

效果　肩膀變輕了、預防與緩解肩膀及手腕疼痛、打電腦時
　　　　不會感到不適

現今不分男女老少，幾乎都有不正常的聳肩姿勢，在辦公室打電腦或者日常工作、家事當中，許多人一整天都維持在手臂往前伸做事的狀態下，不自覺的就會出現縮起脖子、聳起肩膀的姿勢，久而久之，造成了肩膀僵硬、手臂麻痺疼痛以及五十肩等症狀。

如果總是維持著不正確的姿勢，手臂與肩膀的肌肉就會變僵硬，血液循環不良、失去柔軟度。做扭轉手臂的動作，就能活動到肩膀下的三角肌，並解除手臂與肩膀僵硬不適的狀況，並且讓手臂與肩膀輕鬆活動。容易手指冰冷的人也很推薦做這組動作。

初級：**手臂扭轉運動**

對於整天盯著螢幕或是需要長時間維持前傾動作的人來說，肩頸常常僵硬或者酸痛，甚至手臂能夠擺動的角度可能會越來越小，稍微抬高就會疼痛不已，在這種情況發生之前，就應該先加以預防。開始動作時要將雙腳併攏站直，雙手向兩側伸再微微往後，注意肩膀不要往上抬，然後雙手往反方向扭轉約10次，然後雙手換方向重複10次。這個動作主要再活動手臂，所以不一定要站著進行，坐著時也很適合做。

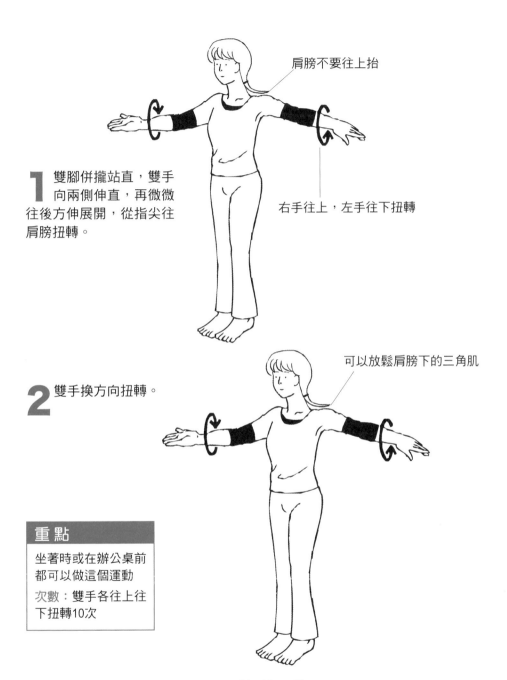

肩膀不要往上抬

右手往上，左手往下扭轉

1 雙腳併攏站直，雙手向兩側伸直，再微微往後方伸展開，從指尖往肩膀扭轉。

可以放鬆肩膀下的三角肌

2 雙手換方向扭轉。

重 點

坐著時或在辦公桌前都可以做這個運動

次數：雙手各往上往下扭轉10次

圖13.9　手臂扭轉運動

進階：向後擺動手臂

做這個動作時，與平常跑步時的擺動手臂動作略有不同，盡可能意識到自己往後擺動手臂、手肘往後揮的感覺。拳頭大概在肚臍的高度，手肘彎曲呈90度，雙臂交互往後振臂。這個動作可以充分活動肩胛骨，讓往前縮的肩膀回復到向後打開的姿勢，有助於肩膀周邊的血液循環，也能讓肩膀手臂不會覺得緊繃不適。

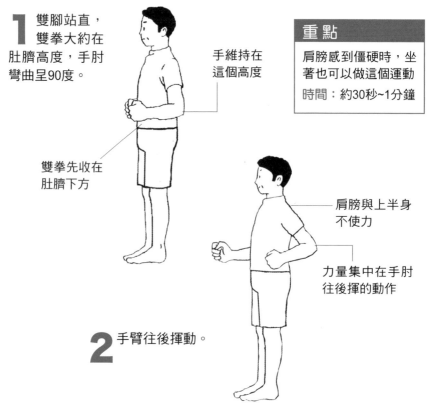

1 雙腳站直，雙拳大約在肚臍高度，手肘彎曲呈90度。

手維持在這個高度

雙拳先收在肚臍下方

重 點

肩膀感到僵硬時，坐著也可以做這個運動
時間：約30秒~1分鐘

肩膀與上半身不使力

力量集中在手肘往後揮的動作

2 手臂往後揮動。

圖13.10　向後擺動手臂運動

健康操8　強化腿部、臀部、體幹肌群

鍛鍊部位　股四頭肌等腿部肌、體幹核心肌群、臀大肌

目的　強化身體軸心，提升平衡感

效果　不容易跌倒、腳步踩得穩、日常動作穩定

你是否常發生下樓梯時、穿長褲時一不小心就姿勢失衡跌倒的狀況？人體平衡感不好的主要因素有兩個，一個是內耳平衡的機能差，另一個就是肌肉減少或不夠強健。內耳問題無法預防，但肌肉問題可以補強。

維持人體平衡力的主要是體幹的核心肌群與腿部肌肉，如果「軸心」的肌肉夠強健，不只可以支持身體，就算身體傾斜也可以很快回復站直的姿勢而不會跌倒。之前，我們介紹過單腳閉眼站立的動作可以訓練平衡感，這兩個動作則是其變化版本，每日加以練習，就可以達到不容易跌倒、腳步踩得穩的目標。

初級：提臀運動

出乎意料外的，臀大肌對於保持身體平衡有很大功效，臀大肌結實的人能在各種作中保持安定，以下示範的提臀運動則能有效鍛鍊臀部肌肉。

首先，在平坦的地方站立，雙手水平往前舉，保持平衡，單腳往後往下伸展，然後盡可能慢慢往上往下伸展，同時注意上半身不要往前傾。上半身維持直立，單腳上下伸展會收縮臀部肌肉，臀大肌會漸漸感到疲勞，反覆練習就能讓臀大肌緊實，讓身體更加穩定，並且有美臀的功效。

進階：緩慢抬腿運動

　　首先，雙手插腰，站在平坦的地方，肚臍下方用力縮小腹。然後，左右交替抬起腿，再慢慢放下腳，盡可能抬高到膝蓋呈90度。慢慢抬起放下腳時，只有單腳支撐身體保持平衡，很容易搖搖晃晃，這時體幹要維持直立，鍛鍊腿部腰部的平衡感。

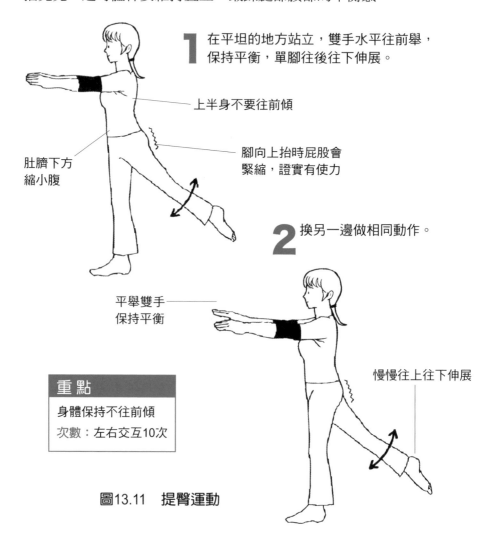

1 在平坦的地方站立，雙手水平往前舉，保持平衡，單腳往後往下伸展。

上半身不要往前傾

肚臍下方
縮小腹

腳向上抬時屁股會
緊縮，證實有使力

2 換另一邊做相同動作。

平舉雙手
保持平衡

慢慢往上往下伸展

重　點

身體保持不往前傾
次數：左右交互10次

圖13.11　提臀運動

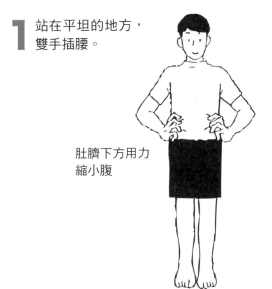

1 站在平坦的地方，
雙手插腰。

肚臍下方用力
縮小腹

重 點

舉起單腳時，
身體保持穩定
次數：左右交
互10次

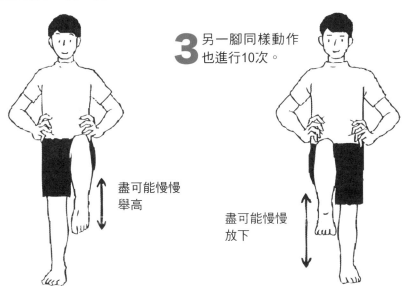

2 單腳慢慢抬起腿再
放下，約10次。

3 另一腳同樣動作
也進行10次。

盡可能慢慢
舉高

盡可能慢慢
放下

圖13.12　緩慢抬腿運動

◊ 吃出健康 ◊

依據行政院衛生福利部食品藥物管理署公布最新版的「國民飲食指標」建議：日常飲食依據飲食指南建議的六大類食物份量攝取，所攝取的營養素種類才能齊全。三餐以全穀為主食提供身體適當的熱量，既可節省蛋白質的利用，還可以幫助維持血糖，保護肌肉與內臟器官的組織蛋白質。多選用高纖維食物，促進腸道的生理健康，還可幫助血糖與血脂的控制。少油、少鹽、少糖，多攝食鈣質豐富的食物並多喝開水。

國民飲食指標原則

1.飲食指南作依據，均衡六類飲食

飲食應依照「每日飲食指南」之建議份量，均衡攝取六大類食物，尤其要吃足夠的蔬菜（3~5碟）、水果（2~4份）、全穀根莖類（1.5~4碗）、豆魚肉蛋類（3~8份）、油脂與堅果種子類（油脂3.7茶匙，堅果1湯匙）及低脂乳品（360~480毫升）。

2.全穀根莖當主角

三餐盡量以全穀為主食，或至少有1/3的主食來自全穀類如：糙米、紫米、全麥、燕麥或雜糧等。全穀類含有豐富的維生素、礦物質、膳食纖維及植化素，對人體健康具有保護作用。

3.少吃醃漬少沾醬，少吃油炸少熱量

不吃太鹹醃漬品、少沾醬。每日鈉攝取量應該限制在2400毫克以下（大約為鹽6公克）。以天然食物原味為主，避免過度調

味。少吃油炸及高脂肪高糖食物。

4.含糖飲料應避免，多喝開水更健康

白開水是人體最佳的水分來源，應養成喝白開水的習慣。市售飲料含糖量高，經常飲用不利於健康。兒童喜歡喝含糖飲料，應注意飲料中的糖、調味料、熱量對健康的長期影響。

5.少葷多素少精緻，新鮮粗食少加工

飲食以植物性食物為優先選擇對健康較為有利，且符合節能減碳之環保原則，對延緩全球暖化、預防氣候變遷及維護地球環境永續發展至為重要。選擇未精製植物性食物，以充分攝取微量營養素、膳食纖維與植化素。

6.當季在地好食材，多樣選食保健康

當令食材新鮮且營養價值高，最適合食用。因為盛產，價錢較為便宜，品質也好。而在地食材不但新鮮，且減少長途運輸之能源消耗，亦符合節能減碳之原則。

7.來源標示要注意，衛生安全才能吃

食物製備過程應注意清潔衛生、儲存與烹調。購買食物應注意食物來源、食品標示及有效日期。

8.若要飲酒不過量，懷孕絕對不喝酒

若飲酒，女性每日不宜超過 1 杯（葡萄酒120~150cc、啤酒330cc、威士忌30~40cc等），男性不宜超過 2 杯。懷孕婦女絕對不可飲酒。

除了一般通則，隨著年紀漸長，飲食重點在於少量多餐，選

擇低油脂的肉類、奶類，均衡攝取全穀類（燕麥片、糙米）與蔬菜水果等，平時只要掌握了少油、少鹽、少量、多餐的飲食原則即可。但若已有慢性疾病需要飲食控制，就要遵照營養師或間診衛教單張的指示飲食。

＼ 避免40歲提早老眼昏花 ／

有關視覺老化引發的各種疾病，例如老花眼、白內障、網膜病變與青光眼等，皆會影響視覺功能。科技產品日益發達，以及上班族長期盯著電腦工作，生活與工作型態的影響下，人們用眼需求提升，30~40歲、甚至是更年輕的20多歲的年輕族群，便因眼睛疲勞而導致眼睛乾澀疼痛、近視度數加深，或是眼睛提早老化、出現飛蚊症。年紀輕輕就「眼睛過勞死」、眼睛老化疾病提前報到的情況越來越常見。

為了避免年輕時就老眼昏花，得先認清楚視力退化是「誰」推了一把。第一個要注意的對象，就是便捷生活不或缺的智慧型手機、平板電腦等電子產品。隨著智慧型手機日漸普及，成人假性近視、近視度數提高以及提早老花眼比例增高，因為長期間盯著手機、平板電腦看，於是造成眼睛對焦不準，加劇視力不良的狀況。再加上許多人在車上、行進間眼睛都離不開手機螢幕，像拍照一晃動鏡頭就得重新對焦一樣，眼部肌肉比平常更用力，眼睛疲勞的情況就更嚴重了。如果透過改善習慣、適度休息、戴眼鏡矯正都無法改善視力，就需要考慮尋求治療。

壓力也是傷害視覺的兇手之一會。慢性的壓力讓眼睛無法好好休息，產生眼睛發紅、脹痛的用眼疲勞症狀。壓力也可能導致血壓升高，中央視網膜動靜脈阻塞缺血，造成單眼突然發生無痛的視力減退或喪失，也就是眼中風。

第三類傷害視覺的兇手，也是身體健康指標中很重要的三高問題。在糖尿病的單元中，曾經詳細說明糖尿病患者罹患糖尿病視網膜病變的高比率。另外是血壓問題，越來越多證據顯示，黃斑部病變和心血管疾病有關，也就是和高血壓、高膽固醇相關。除了糖尿病外，高血壓、高血脂也提高眼中風的風險。

最讓人忽略的視力殺手，則是陽光。例如雪盲，即是沒戴護眼鏡、雙眼暴露在雪地中所造成的短暫失明，雪地對日光的反射率極高，直視雪地正如同直視陽光，沒有墨鏡保護而導致眼角膜受傷；短時間曝曬在太陽下，也可能引起角膜炎，也就是角膜因陽光曝曬引起的發炎，就是一種「眼睛曬傷」，眼睛會痛、模糊、畏光、流淚，長期在陽光下工作或駕車，不少人40歲就發生白內障，需要置換人工水晶體。

當知道眼睛提早老化的兇手後，就有辦法預防。首先是，出現看近或小字有些吃力、眼睛容易疲勞時，尋求醫師診斷，而不要亂點眼藥水緩解而忽略病情，並定期檢查眼睛與視力，選用適當的眼鏡矯正視力。然後，要改善不當使用眼睛的習慣：

1. 讀書或進行精細的工作時，在光線充足的地方，但不要直視光線。

2.保持看電視、電腦螢幕的適當距離，並且不要盯著太久，
每小時就要起來活動、休息一下，也可疏緩壓力。

在飲食方面，補充含有維生素A的食物，例如蛋黃、肝臟
等，而胡蘿蔔、菠菜、南瓜等蔬果含有胡蘿蔔素，可於體內轉換
成維生素A，也可適量攝取。維生素B群是對視神經有幫助的營
養素，小麥胚芽、豬肉、鯖魚、鮭魚、芝麻、大豆、海苔都是
富含維生素B群的食材。另可補充營養品葉黃素。外出時，可選
用變色鏡片或墨鏡來保護眼睛，避免「眼睛曬傷」，在沒有保護
下，不要待在陽光強烈的地方太久。

從生活習慣與飲食著手，並隨時注意視力變化，每年定期檢
查，就能避免年紀仍輕就老眼昏花的窘境，眼睛裡有許多靈敏的
感光細胞、視神經，如此精密而難更換的零件（眼睛器官），更
需要細心呵護。

⚞ 定期健檢 ⚟

大多數人都是在身體出現症狀或很不舒服的時候才會求醫，
但是許多襲擊正值壯年期成人的生活習慣病（成人病）以及慢性
病，在初期沒有任何自覺狀況，外表與一般人無異，一旦發覺已
相當惡化，其治療效果大打折扣，復原的機會便大大的降低。因
此早期發現、早期治療實屬重要。定期健康檢查可以藉此提醒自
己身體所發出的警訊或是長期不良的生活習慣，於是變得不可或

缺。如果符合以下條件，就應該定期接受健康檢查。

1. 年逾40歲以上成人。
2. 家族中有慢性病或癌症者。長時間或突然感到身體狀況有變化及不適者。
3. 不健康的生活型態，例如抽菸、過量飲酒、熬夜或不均衡飲食等。
4. 自覺在生理或心理上，對自己健康有疑慮者。
5. 自覺有病徵但無法確認者。

以下是需要特別注意的檢查項目，因為這些除了與健康的老年生活有關，也是近年來盛行率不斷提高的疾病：骨密度、肝功能、腎功能、血脂、血糖、血壓、癌症篩檢（含口腔癌、大腸癌、婦科癌等）。

其中骨密度檢查常受到忽略，如果為骨質疏鬆症高危險群應特別留意，包括年齡大於60歲，未曾接受過骨質密度檢查的婦女。另外，40歲以前停經的女性、停經後未曾接受動情激素療法的女性、停經後日前接受動情激素的女性，經醫師確定骨質量有較少情形，也需每年定期接受追蹤。經測量確認有骨質量較少病史；家族中女性家屬，如祖母、母親、姊妹有駝背或骨折的情形；有抽菸飲酒習慣者；或近幾年來身高有降低2公分以上的人都應該接受檢查。

⟍ 家中長輩的老化過程是最佳借鏡 ⟋

身體健康就像是車子會逐年折舊，年年耗損，但是耗損折舊的情形就看平常保養和車子使用的情形而定，老車可以是平順好開，也可以開了一半常常熄火，更可以是烏煙瘴氣的公害車。同樣的，希望年老時身體是怎樣的好車，端看平常怎麼樣保養自己的身體。在還沒老化之前，在正壯年的40多歲，提早認認並因應，就更能「成功老化」。

所謂成功老化包含生理、心理和社會三個層面，在生理方面維持良好的健康及獨立自主的生活；在心理方面適應良好，認知功能正常無憂鬱症狀；在社會方面維持良好的家庭及社會關係，讓身心靈保持最佳的狀態，進而享受老年的生活。簡單的說，就是身心健康，還能享受生活，才稱得上是「成功老化」。

在生理方面要能維持良好的健康及獨立自主的生活，避免疾病或失能並且減低罹病的風險是很重要的。經由飲食與運動來降低血壓、血糖、體重或膽固醇可以減少許多心血管疾病，其他像是戒菸，避免過量飲酒，以及施打疫苗等都可以預防疾病的產生，而要有良好的健康，最困難的恐怕是在毅力，能夠持之以恆，簡單的毛巾操也會有神奇的效果。另外就算是罹病之後，減少失能，努力復健，也是維持良好的健康及獨立自主的生活的重要課題。

在心理方面，要能適應良好，認知功能正常且無憂鬱症狀，重要是自我訓練和自我調適，常常邁向老年時身體和心靈都懶

了，覺得年紀大了該放鬆一下，但這一放鬆下來，腦筋就不轉了，生活也沒有了目標，老化的速度就會更快速。

在社會方面，要能維持良好的家庭及社會關係，積極發揮老年人的影響力，不管是分享自己的人生經驗，從事社會公益活動，像是幫忙社區失能老人，協助社區文物歷史的保存，讓年輕一代更了解生活環境的歷史和文化等，都可以讓退休後的生活更加多彩多姿。

在尚未步入老年前，一般人通常不會考慮未來老後的光景。不過，父母或者是周遭長輩的老化過程，包括他們身體狀況的改變、面對各種老化帶來的身心壓力與調適方式，都是未來步入人生新階段的最佳借鏡。透過陪伴長者一同老去，我們得以認識並學會順應老後生活。

國家圖書館出版品預行編目 (CIP) 資料

40⁺ 的健康讀本：保持最佳狀態從初老開始 / 許宏志著．
-- 初版 . -- 臺北市：遠流，2014.01
面；　公分 . -- (健康生活館；63)
ISBN 978-957-32-7339-4(平裝)
1. 健康法 2. 老化
411.1　　　　　　　　　　　　　　102026017

健康生活館 63

40⁺的健康讀本
保持最佳狀態從初老開始

作　　者──許宏志
副總編輯──林淑慎
主　　編──曾慧雪
執行編輯──廖怡茜

發 行 人──王榮文
出版發行──遠流出版事業股份有限公司
　　　　　　100台北市南昌路二段81號6樓
　　　　　　郵撥／0189456-1
　　　　　　電話／2392-6899　傳真／2392-6658
法律顧問──董安丹律師
著作權顧問──蕭雄淋律師

□2014年1月1日　初版一刷
行政院新聞局局版臺業字第1295號
售價新台幣280元（缺頁或破損的書，請寄回更換）

ᵞᴸᵇ遠流博識網
http://www.ylib.com　E-mail: ylib@ylib.com